JN051936

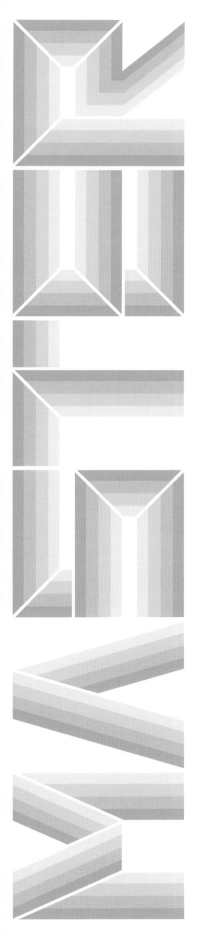

食べ物と健康

三訂 マスター 食品学 II 〔第2版〕

日本食品標準成分表（八訂）増補2023年 準拠

編著：小関 正道
　　　吉川 秀樹

共著：海老塚広子
　　　大桑（林）浩孝
　　　岡本 由希
　　　鬼頭 幸男
　　　河野 勇人
　　　竹山恵美子
　　　舘　和彦
　　　福田 泰樹
　　　藤井 建夫
　　　明神 千穂
　　　森髙 初惠
　　　由良　亮

建帛社
KENPAKUSHA

は じ め に

　管理栄養士課程に在籍する学生の大きな目標は，管理栄養士国家試験に合格することである。2010（平成22）年11月に日本食品標準成分表2010が公表され，同年12月には，2012（平成24）年3月の第26回管理栄養士国家試験から適用される出題基準（ガイドライン）の改定も公表された。このような中で，管理栄養士国家試験第20回から25回までに出題された食品学各論問題の解答が完全にできる内容で，さらに今後の本試験問題に対しても，80％以上の正答が可能となる内容の食品学各論の教科書作成の必要性を強く感じた。そこで，そのような内容の教科書にすることを目標にして編集したのが本書である。本書が発行される2012（平成24）年4月は，新ガイドラインによる試験が行われた後なので，本書が編集目的通りの内容になったか否か，早速評価が下されることになる。その結果，改訂版の早期発行が必要にならないように祈るばかりである。

　この本の編集にあたり東京家政大学講師の海老塚広子氏は，執筆者各位の全原稿の内容すべてを詳細に検討し，必要な場合には参考資料のコピーを添付し，内容の修正と追加を編者に示す等，編者以上の専門的水準と時間を投入して編集作業を行っていただいた。この本の完成には，海老塚広子氏の存在が欠かせなかったことを報告するとともに，海老塚広子氏に謹んで深く感謝申し上げます。

　藤井建夫先生には，微生物学，食品衛生学の権威であり，現在も日本伝統食品研究会の会長をされご多忙であるにもかかわらず，専門的立場から執筆にご協力を頂きましたことに対し，深く御礼申し上げます。

　執筆者各位には，御多忙な中スケジュール通りの日程で原稿を完成していただきましたことに，厚く御礼申し上げます。

2012年3月

小 関 正 道

三訂版の発行にあたり

　日本食品標準成分表 2015 年版（七訂）が公表された後，追補 2016 年，2017 年，2018 年として公表され，2019（令和元）年には 2015 年版（七訂）データ更新が報告された。そして 2020（令和 2）年 12 月に，日本食品標準成分表 2020 年版（八訂）が公表された。日本食品標準成分表 2020 年版（八訂）は，エネルギーの算出方法がこれまでの方法とは大きく異なる等，内容がかなり変化したことから，2020 年版（八訂）の改訂時期に合わせて，本書としても三訂版を発行する必要性が高まってきた。編著者には新たに吉川秀樹氏を迎え，著者にも 3 人の新しい執筆者が加わった。この改訂により日本食品標成分表 2020 年版（八訂）に即した内容となり，栄養士課程，管理栄養士課程で学ぶ学生にとって引き続き役立つ書であると考える。

2021 年 4 月

小関正道

三訂第 2 版の発行にあたり

　2023（令和 5）年 4 月に日本食品標準成分表 2020 年版（八訂）の更新版として「日本食品標準成分表（八訂）増補 2023 年」が公表され，2020 年版以降にデータが整理された収載食品・成分値が追加・更新された。同時にアミノ酸成分表編，脂肪酸成分表編，炭水化物成分表編の別冊についても「増補 2023 年」となった。そのため，収載食品数と成分値について見直すとともに，統計やその他の法令についても更新し，「三訂第 2 版」とする。

　なお，食品成分表増補 2023 年は，収載食品・成分値の追加・更新以外は 2020 年版からの変更はない。そのため，「三訂第 2 版」では収載食品数と成分値以外は，従来のまま「2020 年版」として記載している。

2023 年 12 月

小 関 正 道
吉 川 秀 樹

目　次

第1章　食品の分類と食品成分表

1 食品の分類

　食品は生産様式，原料，主要栄養素，食習慣等により分類することができるが，それらについては他の多くの本に記述されている。2023（令和5）年1月に報告された管理栄養士国家試験出題基準では，食品の分類には生産様式，原料，主要栄養素，食習慣等による分類があることを示した上で，食品を植物性食品（穀類，いも類及びでん粉類，砂糖類及び甘味類，豆類，種実類，野菜類，果実類，きのこ類，藻類），動物性食品（肉類，魚介類，乳類，卵類），油脂類・調味料及び香辛料類・嗜好飲料類（油脂類，調味料及び香辛料類，嗜好飲料類）に分類している。この分類は食品を穀類から調理済み流通食品類の食品群の順に並べている日本食品標準成分表 2020 年版（八訂）（文部科学省科学技術・学術審議会資源調査分科会報告）の分類に近い。

2 食品成分表

（1）日本食品標準成分表 2020 年版（八訂）の特徴

　日本食品標準成分表（以下，食品成分表と表記）は，2000（平成12）年以降5年おきに全面改訂が行われてきたが，2020 年版（八訂）の改訂の特徴は以下の通りである。
① 食品のエネルギーの算出基礎として，従来たんぱく質，脂質，及び炭水化物としていたものを，原則としてそれぞれアミノ酸組成によるたんぱく質，脂肪酸のトリアシルグリセロール当量で表した脂質，利用可能炭水化物等の組成に基づく成分に変更した。
② これまで食品毎に種々のエネルギー換算係数を乗じて算出していたエネルギーについて，FAO/INFOODS が推奨する組成成分を用いる計算方法に変更した。
③ たんぱく質，脂質及び炭水化物（利用可能炭水化物，糖アルコール，食物繊維，有機酸）の組成については，別冊として，日本食品標準成分表 2020 年版（八訂）アミノ酸成分表編，同脂肪酸成分表編，及び同炭水化物成分表編の3冊が同時に公表された。

注　FAO：国連食糧農業機関

2023（令和5）年4月に食品成分表2020年版の更新版として「増補2023年」が公表され，2020年版以降にデータが整理された収載食品・成分値が追加・更新された。3つの別冊もそれぞれ更新され「増補2023年」となった。収載食品・成分値の追加・更新以外は2020年版からの変更はない。そのため，本書では収載食品数と成分値以外は「2020年版」として記載している。

▌（2）日本食品標準成分表 2020 年版（八訂）の内容

1）収載食品

a　食品群の分類

食品成分表2015年版（七訂）の「18調理加工食品類」が「18調理済み流通食品類」に名称変更された。

b　索引番号（通し番号）

食品成分表の収載順と食品番号が一致しなくなってきたことから，食品の検索を容易にするために食品成分表2015年版（七訂）から通し番号が加えられた。食品成分表2020年版（八訂）には2,478食品，「増補2023年」には2,538食品が収載されているが，索引番号の最大は2,481である。これは，食品成分表2020年版（八訂）アミノ酸成分表編のみに収載されている食品があるためと，「増補2023年」の追加食品が枝番号で整理されたためである。

2）収載成分項目等

a　日本食品標準成分表 2015 年版（七訂）からの変更点

たんぱく質，脂質，炭水化物について，項目の並び順をアミノ酸組成によるたんぱく質の後にたんぱく質，脂肪酸のトリアシルグリセロール当量の後に脂質，利用可能炭水化物（単糖当量）の後に炭水化物の順に変更した。従来は炭水化物に含まれていた成分のうち，新たにエネルギー産生成分とした糖アルコール，食物繊維総量，有機酸について項目を新設した。

b　項目及びその配列

食品成分表2015年版（七訂）は脂肪酸のうち飽和・不飽和脂肪酸等の成分項目が設けられていたが食品成分表2020年版（八訂）では削除され，これらの成分値は食品成分表2020年版（八訂）脂肪酸成分表編に記載された。食物繊維の水溶性食物繊維，不溶性食物繊維等の成分項目についても削除され，これらの成分値は食品成分表2020年版（八訂）炭水化物成分表編に記載された。

c　エネルギー

食品のエネルギー値は，原則としてFAO/INFOODSの推奨する方法に準じ，可食部100g当たりのアミノ酸組成によるたんぱく質，脂肪酸のトリアシルグリセロール当量，利用可能炭水化物（単糖当量），糖アルコール，食物繊維総量，有機酸及びアルコールの量（g）に各成分のエネルギー換算係数（表1-1）を乗じて，100g当たりのkJ（キロジュール），及びkcal（キロカロリー）が算出された。食品成分表2015年

表 1 − 1　エネルギー換算係数

成分名	換算係数（kJ/g）	換算係数（kcal/g）
アミノ酸組成によるたんぱく質／たんぱく質	17	4
脂肪酸のトリアシルグリセロール当量／脂質	37	9
利用可能炭水化物（単糖当量）	16	3.75
差引き法による利用可能炭水化物	17	4
食物繊維総量	8	2
アルコール	29	7
糖アルコール		
ソルビトール	10.8	2.6
マンニトール	6.7	1.6
マルチトール	8.8	2.1
還元水あめ	12.6	3.0
その他の糖アルコール	10	2.4
有機酸		
酢酸	14.6	3.5
乳酸	15.1	3.6
クエン酸	10.3	2.5
リンゴ酸	10.0	2.4
その他の有機酸	13	3

資料：文部科学省科学技術・学術審議会資源調査分科会『日本食品標準成分表 2020 年版（八訂）』2020 年

版（七訂）までは，kcal 単位のエネルギーに換算係数 4.184 を乗じて kJ 単位のエネルギーを算出していたが，FAO/INFOODS では，kJ 単位あるいは kcal 単位のエネルギーの算出は，それぞれに適用されるエネルギー換算係数を用いて行うことが推奨されているので，その方法が採用された。

　なお，アミノ酸組成によるたんぱく質の収載値がない食品はたんぱく質の収載値が，脂肪酸のトリアシルグリセロール当量で表した脂質の収載値がない食品は脂質の収載値が，それぞれエネルギーの計算に用いられた。利用可能炭水化物については，成分値の確からしさを評価した結果等に基づきエネルギーの計算には，利用可能炭水化物（単糖当量）あるいは差引き法による利用可能炭水化物のどちらかが用いられた。このように食品成分表 2020 年版（八訂）では，食品によってエネルギー計算に用いる成分項目が一定していない。また，食品成分表 2015 年版（七訂）では，有機酸のうち酢酸についてのみエネルギー産生成分とされていたが，食品成分表 2020 年版（八訂）では，有機酸がエネルギー産生成分となった。従来酢酸以外の有機酸は，差引き法による炭水化物に含まれていたが，食品成分表 2020 年版（八訂）では炭水化物とは別に有機酸が収載された。

d　成分識別子

　各成分項目には成分識別子が付けられた。成分識別子は，原則として FAO/IN-FOODS の Tagname が用いられた。成分識別子の末尾に「−」が付いたものについての説明は次のとおりである。

① たんぱく質（PROT-）：基準窒素量に窒素-たんぱく質換算係数を乗じて求める。
② 脂質（FAT-）：Tagname では，分析法が不明，あるいは種々の分析法を用いた脂質を指している。
③ 炭水化物（CHOCDF-）：100 g から水分，たんぱく質，脂質，灰分，アルコール，硝酸イオン，酢酸，カフェイン，ポリフェノール，タンニン，テオブロミン及び加熱により発生する二酸化炭素等の合計（g）を差し引いて求められた。Tagname では，100 g から水分，たんぱく質，脂質，灰分及びアルコールの合計量（g）を差し引いた成分項目は CHOCDF とよばれる。
④ 差引き法による利用可能炭水化物（CHOAVLDF-）：100 g から，水分，アミノ酸組成によるたんぱく質（この収載値がない場合には，たんぱく質），脂肪酸のトリアシルグリセロール当量として表した脂質（この収載値がない場合には，脂質），食物繊維総量，有機酸，灰分，アルコール，硝酸イオン，ポリフェノール（タンニンを含む），カフェイン，テオブロミン，加熱により発生する二酸化炭素等の合計（g）を差し引いて求められた。Tagname では，100 g から水分，たんぱく質，脂質，灰分，アルコール，及び食物繊維の合計量（g）を差引いた成分項目（CHOCDF から食物繊維を差引いた成分項目）は CHOAVLDF とよばれる。
⑤ 食物繊維総量（FIB-）：Tagname では，分析法が不明な，あるいは種々の分析法を用いた食物繊維をさす。食物繊維総量は，AOAC 2011.25 法，プロスキー変法あるいはプロスキー法で測定している。

3）数値の表示方法

「-」は未測定，「0」は最小記載量の 1/10 未満，または検出されなかった，「Tr（微量，トレース）」は最小記載量の 1/10 以上 5/10 未満であることを示す。また，文献等により含まれていないと推定される成分については，推定値として「(0)」，微量に含まれていると推定されるものについては「(Tr)」と記載されている。アミノ酸組成によるたんぱく質，脂肪酸のトリアシルグリセロール当量及び利用可能炭水化物（単糖当量）については，原則として食品成分表 2020 年版（八訂）アミノ酸成分表編，同脂肪酸成分表編，または同炭水化物成分表編の収載値に基づき個別の組成成分値から算出されており，原材料食品のアミノ酸組成によるたんぱく質，脂肪酸のトリアシルグリセロール当量，及び利用可能炭水化物（単糖当量）から算出されたものもある。さらに，これらの組成を諸外国の食品成分表の収載値から借用した場合や原材料配合割合（レシピ）等を基に計算した場合には，数値に（ ）が付けられている。なお，無機質，ビタミン等においては，類似食品の収載値から類推や計算により求めた成分について，数値に（ ）が付された。

4）質量（mass）と重量（weight）

食品成分表 2015 年版（七訂）では，「重量」を使用したが食品成分表 2020 年版（八訂）では，「質量」が使用された。なお，調理前後の質量の増減は，食品成分表 2015 年版（七訂）と同様に「重量変化率」とされている。

第2章　植物性食品

1 穀　類

（1）はじめに

　穀類にはこめ，こむぎ，おおむぎ，えんばく，ライむぎ，はとむぎ，とうもろこし，あわ，そば等がある。これらの穀類の中でそばだけは，タデ科植物の種子で，その他はイネ科植物の種子である。また，近年わが国でも栽培されるようになったアマランサスは，ヒユ科植物の種子である。

　世界における穀類生産で，こめ，こむぎ，とうもろこしの生産量が大部分（87 ％以上）を占め，次いでおおむぎ，もろこし，えんばく，ライむぎ等が栽培されている。

　穀類の特徴としては，味が淡白であるため常食に適しており，こめは胚乳が硬く種皮が軟らかいので搗精に適し，こむぎは反対に胚乳が軟らかく，種皮が硬いので製粉に適している。

　おおむぎは主に加工用，飼料用として利用され，とうもろこしは飼料用，でん粉原料，油脂原料に利用される。

　また穀類は，一般的に収穫後の水分含量が少ないため保存性が高く，輸送にも優れているため，世界の耕地面積の約半分程度で栽培されている。

　穀類の栄養成分の特徴として炭水化物が70 ％程度を占めて，そのほとんどが胚乳部に含まれるでん粉である。主食として利用されているこめ，こむぎ，とうもろこし等は重要なエネルギー供給源となっている。たんぱく質は，10 ％前後で動物性食品等と比較して多くはなく，イネ科に限ればリシンが第1制限アミノ酸となっており総じてアミノ酸スコアも低いが，摂取量が多いので重要な供給源となっている。胚（胚芽）の部分には，脂質やビタミン等が多く含まれており，栄養価は高い。

　一般的に穀類は，無機質のリン，カリウムを多く含むが，カルシウムは少ない。しかし，ヒユ科植物であるアマランサスはカルシウム（玄穀として 160 mg/100 g）が多い。ビタミン類では，A，D，Cがほとんどの穀類に含まれていない。

表2-1　わが国の食料需給表（2022年10月1日現在）　　　　　　　（単位：1,000トン）

種別・品目別	国内生産量	外国貿易		国内消費内訳			
		輸入量	輸出量	飼料用	種子用	加工用	純食用
1．穀類	9,340	23,641	89	14,732	73	4,535	10,502
a．こめ [1)	8,073	832	89	805	36	229	6,354
b．こむぎ	994	5,512	0	932	21	282	3,955
c．おおむぎ	216	1,830	0	1,088	4	810	28
d．はだか麦	17	11	0	0	0	7	13
e．とうもろこし	0	15,062	0	11,633	3	3,207	68
f．こうりゃん	0	256	0	231	0	0	0
g．その他	40	138	0	43	9	0	84

注　：1）こめの国内生産量には飼料用米803千トン，米粉用46千トンが含まれる
資料：農林水産省『令和4年度食料需給表（概算）』

（2）生産と消費

　世界における穀類生産量は，28億306万トン（2023年12月）で，こめ，こむぎ，とうもろこしが大半の生産量を占め，主要なエネルギー供給食料となっている。

　わが国の穀類生産量は，934万トンで，輸入量は2,364万1千トンと71.4％が輸入穀類に依存している（2022年）。

　主要穀類別でみると，こめは807万3千トンで，穀類生産量の86.4％を占め，カロリーベースの自給率も99％であるが，こむぎとおおむぎは，自給率15.3％及び10.6％で，とうもろこし（スイートコーンは穀類として扱っていない）に至っては，自給率0％と100％輸入に頼っている。全輸入穀類の63.8％がとうもろこしである（表2-1）。

（3）構　造

　穀類の種子の形状は種類によって異なる。玄米の構造（図2-1），こむぎの構造（図2-2），おおむぎの構造（図2-3），とうもろこしの構造（図2-4），そばの構造（図2-5）を示した。

　こめは籾米（もみまい）として収穫されるが，籾殻（もみがら）を取り除いた玄米の形態で検査，流通，貯蔵される。玄米は図2-1のように2層の薄い皮（外部の果皮と内部の種皮）でおおわれていて，さらにその内側に糊粉層が存在する。下部の方には胚芽が存在し，搗精するときに果皮，種皮及び糊粉層が取り除かれ糠（ぬか）となる。糊粉層より内側にある胚乳部は，でん粉が詰まった細胞が集まっていて，精白米にされたのち炊飯される。

　こむぎ粒の構造は，玄米と異なり粒の縦背面にそって粒溝がある。ふすまとよばれている外皮部（果皮・種皮，糊粉層）が多く，12～14％にもなって製粉歩留まりが低くなる。

　おおむぎ粒の構造は，こむぎ粒とよく似ているが，こむぎ粒よりさらに胚乳部の割

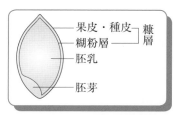

図2-1 玄米の構造

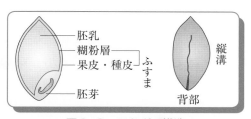

図2-2 こむぎの構造

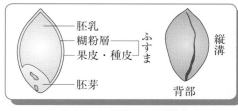

図2-3 おおむぎの構造

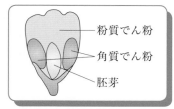

図2-4 とうもろこしの構造

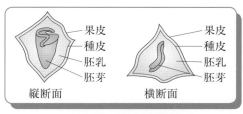

図2-5 そばの構造

合が低く 75 ％程度である。

　とうもろこしは，胚の占める割合が 11 ％と他の穀類より高く，脂質含量が多いために，わが国で植物油脂として加工される。

（4）成分・機能

1）水　分

　一般的な穀類の水分は 12 〜 15 ％程度の範囲内にあり，その水分のほとんどが結合水として存在しているためカビ等は繁殖しにくい。

　穀類に含まれる水分は，収穫後の乾燥操作によって，自由水のほとんどが取り除かれた状態となるため，水分活性（Aw）は 0.75 〜 0.55 の範囲の値となる。この水分活性値からすると，耐乾燥性カビや好浸透圧性酵母を除き，一般的なカビ，酵母や細菌は，ほとんど生育することができない[1]。

　しかし保管中に湿気等により穀類の水分含量が増加すると，カビ等が生育して貯蔵性が低下する。

2）たんぱく質

　穀類のたんぱく質は，プロテインボディーとよばれる微粒子を形成し，胚乳中のでん粉粒子中に散在している。たんぱく質含量は，精白米で 6 〜 7 ％，小麦粉で 8 〜15 ％である。

表2-2　おもな穀類の主要成分

（可食部 100 g 当たり）

食品名		エネルギー (kcal)	エネルギー (kJ)	水分 (g)	たんぱく質[2] (g)	脂質[3] (g)	利用可能[4]炭水化物 (g)	灰分 (g)
おおむぎ	七分つき押麦	343	1,454	14.0	(9.7)	1.8	(71.3)	0.9
こむぎ	玄穀 国産 普通	329	1,391	12.5	9.5	2.5	64.3	1.6
	強力粉 1等	337	1,432	14.5	11.0	1.3	73.5	0.4
こめ	玄米	346	1,472	14.9	6.0	2.5	78.4	1.2
	精白米 うるち米	342	1,455	14.9	5.3	0.8	83.1	0.4
そば	全層粉	339	1,438	13.5	10.2	2.9	70.2	1.8
	内層粉	342	1,455	14.0	(5.1)	(1.5)	81.2	0.8
とうもろこし[1]	玄穀	341	1,441	14.5	(7.4)	(4.5)	71.2	1.3
	コーングリッツ	352	1,498	14.0	7.6	0.9	82.3	0.4

注 ：1) 黄色種　2) アミノ酸組成によるたんぱく質の値を記載　3) 脂肪酸のトリアシルグリセロール当量の値を記載
　　4) エネルギー計算に利用している利用可能炭水化物（単糖当量）の値を原則的に記載
　　5) 表内の「（ ）」は推定値を表す
資料：文部科学省科学技術・学術審議会資源調査分科会『日本食品標準成分表（八訂）増補 2023 年』2023 年

表2-3　穀類のたんぱく質含量とその組成

穀類	穀類全たんぱく質重量%	穀類全たんぱく質中の割合（%）			
		アルブミン	グロブリン	プロラミン	グルテリン
こめ	8〜10		2〜8	1〜5	85〜90 オリゼニン
こむぎ	10〜15	3〜5	6〜10	40〜50 グリアジン	30〜40 グルテニン
おおむぎ	10〜16	3〜4	10〜20	35〜45 ホルデイン	35〜45 ホルデニン
とうもろこし	7〜13		5〜6	50〜55 ツェイン	30〜45
そば	10〜13	4〜5	40〜50	4	30〜40

資料：杉田浩一，他編著『日本食品大事典-カラー写真 CD-ROM 付』医歯薬出版，2008 年，p.3

　　穀類のたんぱく質はグルテリンとプロラミンが主体である。
　　グルテリンに属するたんぱく質としては，こむぎのグルテニン及びこめのオリゼニン等があり，プロラミンとしては，とうもろこしのツェインとこむぎのグリアジン等がある（表2-3）。
　　おおむぎのたんぱく質は，こむぎのたんぱく質と同じプロラミンに属するホルデインとグルテリンに属するホルデニンであるがグルテン形成能はない。グルテン形成能があるかどうかは，たんぱく質構成成分のアミノ酸システインの SH 基による-S-S-結合への交換反応等によって，構造変化を引き起こし網目構造が形成されることによると考えられている。
　　そばは他の穀類と異なり，たんぱく質のグロブリンが 40 〜 50 % を占める。そばは他の穀類の第 1 制限アミノ酸であるリシン及びトリプトファンが多く，アミノ酸価も高い。
　　穀類のアミノ酸スコアは，2007（平成 19）年アミノ酸評点パターン（1 - 2 歳児を標

表2-4　おもな穀類のアミノ酸成分（アミノ酸組成によるたんぱく質１g当たり）と各評点パターンにおけるアミノ酸スコア

食品名	イソロイシン	ロイシン	リシン(リジン)	含硫アミノ酸	芳香族アミノ酸	トレオニン(スレオニン)	トリプトファン	バリン	ヒスチジン	アミノ酸スコア[2]			
										1973年	1985年 未就学児	2007年 1～2歳児	18歳以上[3]
おおむぎ・押麦	43	85	40	51	100	44	16	60	27	72.7	69.0	76.9	88.9
こむぎ・強力粉（１等）	40	78	22	46	92	32	13	47	26	40.0	37.9	42.3	48.9
こめ・玄米	46	93	47	54	110	45	17	70	32	81.8	77.6	86.5	100.0
こめ・精白うるち米	46	95	41	56	110	45	17	66	30	76.4	72.4	80.8	93.3
そば・全層粉	44	78	69	53	84	48	19	61	31	100.0	100.0	100.0	100.0
とうもろこし・コーングリッツ[1]	43	170	20	54	100	38	5.8	53	33	36.4	34.5	38.5	44.4
ライむぎ・ライ麦粉	41	74	44	48	83	42	13	57	30	80.0	75.9	84.6	97.8

注 ：1）黄色種
　：2）タデ科であるそば以外のイネ科の穀類では第１制限アミノ酸はリシン（リジン）となる
　：3）2020年時点においては2007年パターンの18歳以上のものが一般的な評点パターンとされる
資料：文部科学省科学技術・学術審議会資源調査分科会『日本食品標準成分表（八訂）増補2023年 アミノ酸成分表編』（第3表）2023年
　　：Joint FAO/WHO/UNU Expert Consultation, *Energy and Protein Requirements*（*WHO Technical Report No. 522*），1973.
　　：Joint FAO/WHO/UNU Expert Consultation, *Energy and Protein Requirements*（*WHO Technical Report No. 724*）．1985.
　　：Joint FAO/WHO/UNU Expert Consultation, Protein and Amino Acid Requirements in Human Nutrition（*WHO Technical Report No.935*）．

準）で比較すると，玄米86，小麦粉（強力粉）42，おおむぎ（押麦）76であり，とうもろこしは穀類中最も低い38である（表2-4）。イネ科穀類は総じてリシンが不足しており，これが第１制限アミノ酸となっているが，とうもろこしはトリプトファンも不足している。タデ科であるソバは，この制限にあたらずアミノ酸スコアは100である。

3）脂　質

　穀類の脂質含量は，玄米で2.7％，こむぎで3.1％であるが，とうもろこしは5.0％と比較的多く含まれている。脂質は胚乳部には少なく，胚芽と糠層に偏在し脂肪球として存在するが，一部はでん粉結合脂質としても存在している。

　脂質の種類の中では，トリグリセリドが最も多く，糖脂質，リン脂質は少ない。

　脂肪酸組成は不飽和脂肪酸のオレイン酸とリノール酸，飽和脂肪酸ではパルミチン酸が主要な構成脂肪酸である。

　小麦粉に含まれるレシチン等のリン脂質は，グルテン等と結合してパンを軟らかくする働きがある。

表2-5 各種穀類でん粉の粒形サイズ，アミロース含量及び糊化温度

穀類	粒サイズ (μm)	粒の形	でん粉中のアミロース含量 (%)	膨潤開始温度 (℃)	糊化開始温度 (℃)	完全糊化温度 (℃)
おおむぎ　うるち	6〜35	球形・楕円形	25	38	58	63
こむぎ	8〜35	レンズ形	24	50	65	68
こめ　うるち	3〜5	多角形	17	54	59	61
とうもろこし　うるち	10〜25	多角形・円形	22	50	50	63
そば	4〜15	多角形	25	55	69	71

資料：杉田浩一，他編著『日本食品大事典-カラー写真 CD-ROM 付』医歯薬出版，2008 年，p.3

4）炭水化物

穀類は 70 % 程度の炭水化物が含まれているが，その大部分はでん粉である。でん粉は胚乳部に多く存在している。でん粉以外に少量のスクロース（ショ糖），マルトース（果糖），グルコース（ブドウ糖），フルクトース（果糖）等を含む。

でん粉は，細胞内にでん粉粒として存在し，穀類の種類によってでん粉粒の大きさや形状が異なる。でん粉の膨潤開始温度，糊化を開始する温度も穀類の種類により異なっている（表2-5）。

うるち米のでん粉は，アミロース 17 〜 22 %，アミロペクチン 78 〜 83 %の割合になっており，ヨウ素でん粉反応で青紫色を呈する。もち米はアミロペクチン 100 %からなり，ヨウ素でん粉反応で赤褐色を呈する。

こむぎ，おおむぎは，アミロースの割合が約 25 %とこめより若干多い。

最もおいしいとされるこめの品種コシヒカリは，アミロース含量が低く，炊飯米の粘性が高い。また老化が進んだ炊飯米は，硬くパサパサして消化性も悪くなる。

5）無機質

穀類の無機質は，灰分値として 1.2 〜 1.8 % 位の範囲内で含まれている。無機質は糠層（種皮，果皮，糊粉層）に多く含まれているため，精白や製粉により灰分値は 0.4 〜 0.8 % 程度にまで減少する。

多く含まれる無機質は，リン（P），カリウム（K），マグネシウム（Mg）であるが，

コラム　**難消化性でん粉（レジスタントスターチ）と難消化性デキストリン**

穀類のでん粉には消化・吸収が困難なでん粉が含まれる。レジスタントスターチともよばれ，酵素アミラーゼによる分解が容易に行われない。このでん粉の生理作用は食物繊維に似ており，血糖値の上昇抑制や血中脂質の低下作用等がある。

難消化性デキストリンの加工として，まずでん粉に酸を添加し 120 〜 180 ℃にて乾燥加熱の処理をして，結合している糖の切断及び枝分かれを形成させると水に可溶のデキストリンとなり，酵素アミラーゼによる消化が困難となるデキストリンがつくられる。

表2-6　おもな穀類の灰分量及び無機質量（可食部100g当たり）

玄穀 国産 普通		灰分	無機質			
			カリウム	カルシウム	マグネシウム	リン[2]
		g	mg	mg	mg	mg
おおむぎ	七分つき押麦	0.9	220	23	46	180
こむぎ	玄穀 国産 普通	1.6	440	26	82	350
	強力粉 1等	0.4	89	17	23	64
こめ	玄米	1.2	230	9	110	290
	精白米 うるち米	0.4	89	5	23	95
そば	全層粉	1.8	410	17	190	400
	内層粉	0.8	190	10	83	130
とうもろこし[1]	玄穀	1.3	290	5	75	270
	コーングリッツ	0.4	160	2	21	50

注　：1）黄色種
　　：2）穀類の無機質のうちリンの多くはフィチン酸の成分として存在する。
資料：文部科学省科学技術・学術審議会資源調査分科会『日本食品標準成分表（八訂）増補2023年』2023年

カルシウム（Ca）は少ない（表2-6）。

　リンの貯蔵形態は，多くがフィチン酸として存在している。フィチン酸が金属とのキレート*作用により不溶性のフィチン態となった無機質は体内消化・吸収がしにくくなる（フィチン酸は次頁参照）。

6）ビタミン

　穀類のビタミンは，糠層（種皮，果皮，糊粉層）と胚芽層に局在しているため，精白・製粉すると無機質と同様著しく減少してしまう。特にビタミンB群は，水溶性のため水洗すると溶出してしまいさらに減少する。

　小麦粉は水洗されないで加工食用に供されるが，中華めんの加工に用いられるかん水等アルカリ性の溶液を用いると，ビタミンB_1の分解が促進されて効力を失うことになる。

　穀類には，ビタミンCが含まれない。ビタミンEは，胚芽層に含まれているが，ビタミンA及びビタミンDがほとんど含まれていない。

　とうもろこしは，カロテノイド色素であるβ-クリプトキサンチンが存在するためビタミンA効力を有する。

---

*　キレート：複数の配位原子をもつ配位子による金属イオンとの結合（配位）をいう。キレートした錯体は配位している物質から分離しにくい。鉄との錯体を形成するヘモグロビンやマグネシウムとの錯体を形成するクロロフィル等がある。

表2-7　おもな穀類のビタミン量　　　　　　　　　　　（可食部100 g当たり）

食品名		A					E				B$_1$	B$_2$	ナイアシン	ナイアシン当量	B$_6$	葉酸	パントテン酸	ビオチン
		プロビタミン			βカロテン当量	レチノール活性当量	トコフェロール											
		α-カロテン	β-カロテン	β-クリプトキサンチン			α	β	γ	δ								
		µg	µg	µg	µg	µg	mg	mg	mg	mg	mg	mg	mg	mg	mg	µg	mg	µg
おおむぎ	七分つき押麦	–	–	–	(0)	(0)	0.2	Tr	0.1	0.0	0.22	0.07	3.2	(5.8)	0.14	17	0.43	–
こむぎ	玄穀 国産 普通	–	–	–	(0)	(0)	1.2	0.6	0.0	0.0	0.41	0.09	6.3	8.9	0.35	38	1.03	7.5
	強力粉 　1等	–	–	–	(0)	(0)	0.3	0.2	0.0	0.0	0.09	0.04	0.8	3.1	0.06	16	0.77	1.7
こめ	玄米	0	1	0	1	Tr	1.2	0.1	0.1	0.0	0.41	0.04	6.3	8.0	0.45	27	1.37	6.0
	精白米 うるち米	0	0	0	0	(0)	0.1	Tr	0.0	0.0	0.08	0.02	1.2	2.6	0.12	12	0.66	1.4
そば	全層粉	–	–	–	(0)	(0)	0.2	0	6.8	0.3	0.46	0.11	4.5	7.7	0.30	51	1.56	17.0
	内層粉	–	–	–	(0)	(0)	0.1	0	2.7	0.2	0.16	0.07	2.2	(3.8)	0.20	30	0.72	4.7
とうもろこし	玄穀 [1]	11	99	100	150	13	1.0	0.1	3.9	0.0	0.30	0.10	2.0	(3.0)	0.39	28	0.57	8.3
	コーングリッツ [1]	15	110	130	180	15	0.2	Tr	0.5	0.0	0.06	0.05	0.7	1.4	0.11	8	0.32	3.1

注　：1）黄色種
　　　2）表内の「－」は未測定，「Tr」は微量，「（　）」は推定値を表す。
資料：文部科学省科学技術・学術審議会資源調査分科会『日本食品標準成分表（八訂）増補2023年』2023年

　　しかし，とうもろこしのナイアシン含量は，他の穀類より少なく，とうもろこしを常食とする地域でナイアシン欠乏症であるペラグラが発生することが知られている（表2-7）。

7）機能性成分

a　食物繊維
穀類には不溶性食物繊維として，セルロース，ヘミセルロースやリグニンがある。

b　穀類の機能性物質
① 　フィチン酸（*myo*-イノシトール六リン酸）分子式 $C_6H_{18}O_{24}P_6$：無機質のリンは穀類においては，糖アルコールであるイノシトールの水酸基のすべてにリン酸が結合した状態で存在している。この化合物は，金属と非常に強いキレート（フィチン態）を形成するため，カルシウム，鉄，亜鉛等の吸収を阻害する。しかし，鉄イオンが関連する物質の酸化を抑制する効果や活性酸素の発生を抑制する効果もある[2]。

② 　γ-アミノ酪酸（GABA）分子式 $C_4H_9NO_2$：玄米を発芽させるとグルタミン酸よりγ-アミノ酪酸が生成され，玄米より含量が高くなる。血圧上昇の抑制作用があると報告されている[2,3]。

③ 　γ-オリザノール（フェルラ酸とステロールの縮合エステル化合物）分子式 $C_{40}H_{58}O_4$：米糠の脂質に含まれ，コレステロールの吸収を抑制したり，更年期

障害の症状を改善させる働きがある[4]。

（5）おもな穀類

1）こめ

a　種類と性状

① 　日本型米とインド型米：ジャポニカ種（日本型米）は，短粒で丸みを帯び，炊飯すると粘りがあり軟らかい。これに対してインディカ種（インド型米）のこめは，長粒であり炊飯すると粘りが少なくパサパサしている（図2-6）。この食味の違いは，主にでん粉成分のアミロース含量の違いによる。日本型米のアミロース含量が17〜23％であるのに対してインド型米は，27〜31％と10％程度の違いがあり，食味評価が大きく異なる。

② 　うるち米ともち米：日本食品標準成分表2020年版（八訂）には，うるち米ともち米の区別がされて成分値が記載されている。うるち米ともち米の違いは，外観から容易に区別できるが，ヨウ素でん粉反応からも区別できる。うるち米が青色を示すのに対して，もち米は赤紫色を呈する。アミロース含量は，こめの食味に大きく影響し，食味評価の高い品種ではアミロース含量が少し低くなっている。

③ 　水稲米と陸稲米：水田で栽培されるこめが水稲米であり，畑地で栽培されるこめが陸稲米である。わが国で栽培される玄米収穫量のほとんどが水稲米である。陸稲米と水稲米では，陸稲米の方がたんぱく質含量が高い。一般的にたんぱく質含量の高い米は，食味評価が低いとされている。

④ 　軟質米と硬質米：一般的に水分含量が高いこめを軟質米とよび，15〜16％の水分が含まれている。主に北海道，東北地方で生産されるこめが軟質米であるのに対して，水分が14〜15％程度の米を硬質米とよんでいる。貯蔵性は水分含量が低い硬質米の方が品質変化が少ない。

⑤ 　新米と古米：こめは貯蔵する温度等の影響を受け，穀粒に含まれる酵素が働いて脂質等の成分変化をもたらす。また，でん粉組織が硬化して浸漬時の吸水速度も遅くなる。このため古米は，浸漬時間不足等の影響を受けて，うまく炊飯できなくなり，食味評価が劣る。

　　こめに含まれる脂質は，貯蔵中に酵素リパーゼの作用によって分解を受け，遊

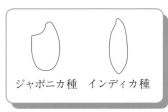

図2-6　ジャポニカ種（日本型米）
とインディカ種（インド型米）

表 2-8　水稲うるち米の精白歩留りと成分変化　　(可食部 100 g 当たり)

| | たんぱく質[1] (g) | 脂質[2] (g) | 炭水化物 | | 灰分 (g) | 無機質 | | ビタミン | | | | 歩留り |
			利用可能炭水化物[3] (g)	食物繊維総量 (g)		カリウム (mg)	リン (mg)	B₁ (mg)	B₂ (mg)	ナイアシン (mg)	ナイアシン当量 (mg)	
玄米	6.0	2.5	78.4	3.0	1.2	230	290	0.41	0.04	6.3	8.0	
半つき米	(5.6)	(1.7)	81.5	1.4	0.8	150	210	0.30	0.03	3.5	(5.1)	95〜96 %
七分つき米	(5.4)	(1.4)	83.3	0.9	0.6	120	180	0.24	0.03	1.7	(3.2)	92〜94 %
精白米	5.3	0.8	83.1	0.5	0.4	89	95	0.08	0.02	1.2	2.6	90〜91 %
はいが精米	6.5[4]	1.9	79.4	1.3	0.7	150	150	0.23	0.03	3.1	4.2	91〜93 %

注　：1) はいが精米を除きアミノ酸組成によるたんぱく質の値を記載
　　　2) 脂肪酸のトリアシルグリセロール当量の値を記載
　　　3) 利用可能炭水化物（単糖当量）の値を記載
　　　4) はいが精米のアミノ酸組成によるたんぱく質の値は未測定であるため，従来通りの基準窒素を元に求められたたんぱく質の値を記載
　　　5) 表内の「（　）」は推定値を表す
資料：文部科学省科学技術・学術審議会資源調査分科会『日本食品標準成分表（八訂）増補 2023 年』2023 年

離脂肪酸が生じる。次に遊離脂肪酸は，過酸化物となりさらに分解物を生じ，ペンタナールとヘキサナールを生成する。これらの生成物質が古米臭の主な原因物質である[5]。

b　搗精

　玄米より果皮，種皮及び糊粉層の一部及び胚芽を取り除くと精白米となる。この操作を搗精（精白または精米）とよんでいる。普通米は，精白米としてから炊飯して食する。精白米は約 90 % 程度の歩留まりになるよう搗精されるが，胚芽部分を残した胚芽精米もある。しかし，胚芽精米は，アミラーゼ，リパーゼ等の酵素が含まれているため品質が変化しやすい。

　半つき米は，精白米より削り取られる糠層を減少させて搗精され，歩留まり 95 〜 96 % 程度になる。

　七分つき米は，半つき米よりもう少し糠層を増加させて搗精される。歩留まりは 92 〜 94 % 程度である。

　表 2-8 に見られるように歩留まりが減少するほど栄養成分が減少する。

c　用途と加工品

　こめの用途は，炊飯用以外に食品工業用として，清酒，焼酎，酢，みそやビーフン等が生産されている。

　無洗米は，従来の精米機では取り除けないわずかな糠を取り除いた精白米である。精白米の表面から糠を取り除いているため，研ぎ洗い操作が不必要で環境に優しい。

　ビーフンは，うるち米を用いて作られる。こめを粉砕し，蒸した後，押し出し機の孔から高圧で沸騰湯中に押し出したものである。

表2-9 おもな米粉製品，米粉加工品

用途	米種	加工品	特徴
米粉製品	うるち米	上新粉	精白米を浸漬させた後粉砕して乾燥させる。
	もち米	白玉粉	精白米を浸漬させた後，石臼にて粉砕し，乾燥させる。白玉だんご
		みじん粉	精白米を浸漬，蒸煮させ製餅後，粉砕し乾燥させる。和菓子の原料
		道明寺粉	精白米を浸漬，蒸煮させ，乾燥し粉砕して荒く砕く。桜餅の原料
米粉加工品	うるち米	せんべい	乾式製粉したものを，蒸練，冷却し，型抜き後，乾燥し，焼成，調味を加え乾燥してつくる。
		ビーフン	精白米を水に湯漬し水挽きし，半煮え状態で蒸練後，細い穴からめん状に押し出したものを放置，硬化させる。
	もち米	おかき，あられ	蒸練後，整形し硬化させて，乾燥，焼成し，調味を加え乾燥してつくる。

資料：露木英男・田島　眞編著『食品加工学』共立出版，2007年，p.36を改変

　もち米は，包装もち，α化させ熱風乾燥させたインスタント米及び赤飯やみりん等に用いられる。

　うるち米の米粉として新粉や上新粉がある。もち米の米粉として白玉粉，求肥粉，みじん粉，道明寺粉があり，米菓や和菓子に用いられる（表2-9）。

2）こむぎ

a　種類と性状

　普通小麦とクラブ小麦，デュラム小麦に分けられるが，最も多く栽培されているこむぎは，普通小麦でパン小麦とよばれている。普通小麦は，おもにパンやめんの原料として用いられる。クラブ小麦は，たんぱく質含量が少なく，菓子用の原料として用いられる。デュラム小麦はマカロニ小麦ともよばれ，たんぱく質含量が多く，また多糖類であるペントサンを多く含むため粘りが強く，マカロニやスパゲッティの原料として用いられる。

　こむぎは，こめと異なり，穀粒を粉状にして利用される。これは，こめとこむぎの種子構造の違いによることが大きい。こむぎは，皮が硬く容易にはがれないが，胚乳部は粉状でこめのような形状を維持できないため製粉加工される。

　播種時期により冬小麦（秋に播種して翌年の夏に収穫する）と春小麦（春に播種して秋に収穫する）に分けられ，外皮の色で赤小麦，白小麦と区別される。赤小麦の外皮の特徴でもある色は，フラボノイド色素である。この色素が失われたこむぎが白小麦である。

　また，こむぎの粒質の性状より，硬質小麦（粒が半透明なガラス質で硬い），中間質小麦（軟質小麦よりもやや硬い），軟質小麦（粒が不透明で粉質状で軟らかい）に分けられるが，硬度が高いほどたんぱく質含量が多くなり，硬質小麦は，強力粉（たんぱく質11.8～12.6％）として，中間質小麦は，中力粉（9.0～9.7％）として，軟質小麦は，

表2-10　小麦粉の種類，用途　　　　　　（可食部100g当たり）

粉の種類	等級	たんぱく質[1](g)	灰分(g)	リン[2](mg)	主な用途
強力粉	1	11.0	0.4	64	パン，菓子パン，マカロニ，中華めん，焼麩
	2	11.9	0.5	86	
中力粉	1	8.3	0.4	64	うどん，そうめん，ビスケット，クッキー
	2	8.9	0.5	80	
薄力粉	1	7.7	0.4	60	ビスケット，クッキー，ケーキ類，天ぷら
	2	8.3	0.5	77	
全粒粉		(11.7)	1.6	310	パン，焼き菓子

注　：1）アミノ酸組成によるたんぱく質の値を記載
　　　2）灰分にはフィチン酸が多く含まれており，フィチン酸を構成するリン酸に大きな違いが生じる
　　　3）表内の「（　）」は推定値を表す
資料：文部科学省科学技術・学術審議会資源調査分科会『日本食品標準成分表（八訂）増補2023年』2023年

薄力粉（8.3〜9.3％）として製粉される。

　小麦粉の等級は，粉に含まれる灰分含量によって区分される。こむぎの灰分は1.4〜1.6％程度含まれ，糊粉層（こめにおける糠の部分）に多く，胚乳部になるほどその含有量が減少する。

　1等粉は灰分が少なく（糊粉層の混入が少ないことを示す），色も白くきれいであるのに対して3等粉は灰分量が多く，色も灰色を帯びて悪くなる。

b　用途と加工品

　小麦粉の利用はパン，めん等の食料用として利用されているが，穀粒を焙焼させてしょうゆの加工用原料としても利用される。パンやめん等に利用される小麦粉は，こむぎでん粉を糊化させたとき，でん粉粘度を低下させる作用のある α-アミラーゼ活性が低いほどよい。この粘度低下をもたらす酵素活性の強さは，灰分量に比例するため，灰分量の少ない1等級の小麦粉の方がよい。

　また，発芽させたこむぎはアミラーゼのみならずプロテアーゼ活性も強いため，グルテン形成能を低下させてしまうことになる。このことから発芽させたこむぎの混入をなるべく避けることが望ましい[6]。

　パンはグルテン含量が多い強力粉を用いて加工される。小麦粉と食塩，酵母の発酵原料である糖類の砂糖及び水を添加し，生地であるドウ（dough）を形成させる。

　生地を30℃前後の発酵室に放置すると，酵母によって炭酸ガス及びアルコールが生成し，グルテン生地を膨張させることになる。炭酸ガス膨張を停止させるため焙焼して，でん粉をフィルム化させて炭酸ガスを封じ込める。

　中華めんは，中力粉を用い炭酸カリウムのほか，炭酸ナトリウム，リン酸カリウム，リン酸ナトリウムを一部混合したアルカリ水（かん水）でめん帯をつくり，めん線加工される。

　アルカリ水を使用することで，小麦粉中に含まれているフラボノイド色素が濃黄色に変化する。うどんは，中華めんと同様の中力粉を用いるがアルカリ水ではなく，食塩水が用いられるため黄色に着色しない。食塩の添加はめんに粘性と伸展性をもたせる。

スパゲッティ，マカロニは，強力粉を用い生地をシリンダーに押し込み，孔から押し出して成形される。先端の金型から押し出す際，その形や大きさによってスパゲッティ，マカロニに分けられる。

　小麦粉のたんぱく質のみを分離させた麩の製法は，まず強力粉及び中力粉の小麦粉を水でこねて，ドウを形成させてから水中ででん粉を取り除くと生麩が得られる。

　焼麩は，生麩に小麦粉，膨張剤等を加え練り合わせ，焙り焼きしたものである。

　この方法によってグルテン含量を計量することで強力粉，中力粉，薄力粉の判定にも用いることができる（表2-10）。

3）おおむぎ

a　種類と性状

　おおむぎは，皮が種実に密着して取れにくい皮麦と取れやすい裸麦があり，穂軸に6つの粒列を形成する六条大麦と，2つの粒列を形成する二条大麦がある（図2-7）。

　二条大麦は，六条大麦より粒形が大きくでん粉量が多くなるため，ビール等アルコール飲料の原料として用いられる。

　おおむぎのたんぱく質は，小麦粉と異なりグルテンは形成しないため小麦粉のようにパン，めん等には利用できない。

　おおむぎは精麦工程で30〜40％取り除かれるため，でん粉以外の成分減少率が大きい。

b　加工と用途

　二条大麦は主に醸造用原料として，六条大麦は主に食用として利用される。

　二条大麦は，水に浸漬させると植物ホルモンであるジベレリンを分泌して発芽する。おおむぎの酵素 α-アミラーゼやマルターゼ活性が上昇してくるとでん粉の糖化がよく進み，酵母のアルコール発酵飲料として優れた原料となるため利用される。

　六条大麦は，精白麦（丸麦）にしたのち，蒸し工程を経てから圧扁ローラに通して押麦となる。押麦は，こめと10〜20％程度の割合で混ぜて炊飯し，麦飯として利用する。

　また丸麦を大まかにひき砕いた割り麦も炊飯用に用いられる。

　おおむぎは，他の穀類よりも β-グルカン等の食物繊維が多く含まれているので，

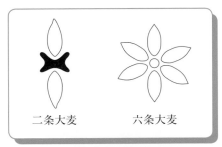

図2-7　二条大麦と六条大麦の上方からみた穂の形態

機能性食品原料として利用される。

　また，おおむぎは麦みそ，しょうゆ，麦茶，製菓等の原料としても利用される。

4）とうもろこし

a　種類と性状

　とうもろこしは品種によって，形や大きさが異なり，色も白色から黄色，赤色，紫色等がある。千粒の重さでは，種によって 200 〜 250 g から 300 〜 400 g までの範囲になる。

　種実胚乳部のでん粉は，たんぱく質を含む硬質でん粉と含まない粉質でん粉の分布具合で，ポップ（爆裂）種，スイート（甘味）種，フリント（硬粒）種，ソフト（軟粒）種，デント（馬歯）種とワキシー（もち）種（アミロペクチン 100 ％）に分けられる（図 2-8）。

　ポップ（爆裂）種は，加熱すると種実の破裂とともに胚乳内部が反転露出する。この時水分の膨張により容積は 15 〜 35 倍にまでなる。

　スイート（甘味）種は，糖含量が最も高く未成熟のものが生食や缶詰等に用いられる。

　フリント（硬粒）種やデント（馬歯）種は，主に飼料用やでん粉原料として利用される。ソフト（軟粒）種は，生食のほかでん粉原料にも用いられる。

　ワキシー（もち）種は，アミロペクチン 100 ％であるため，もち米に混入させて利用される。

b　加工と用途

　とうもろこしの加工品として，コーンスターチ（でん粉のみを沈殿させ分離精製したもの）は糖化原料，製菓，水産練り製品に利用される。

　コーングリッツ・ミール（胚乳部の挽き割り）は，スナック食品，ウイスキー，ビールやみそ等に利用される。日本における定義では，コーングリッツは胚乳部，コーンミールは全粒を挽き割りすることでつくられる。コーングリッツは，粒子が粗く食感が強いため，スナック食品，ウイスキー，ビールやみそに，コーンミールは粒子が細かく，練り込みやすいため，コーンブレッド等に利用される。ただこの定義は国によ

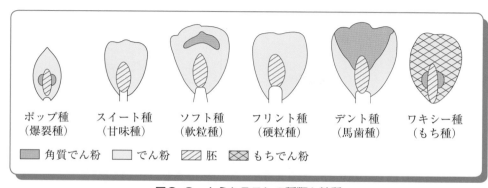

図2-8　とうもろこしの種類と粒質

り異なっており，明確な基準はない。

コーンフラワー（コーングリッツの微粉砕部分）は，製菓，水産の練り製品等の原料に使われる。

コーンフレーク（コーングリッツに水あめ，麦芽，食塩等を加えて，加熱・圧扁して焼きあげたもの）は，朝食用シリアルとして利用される。

また，とうもろこしは近年食用としてではなく，ガソリン燃料の代替品としてのバイオエタノールの生産原料としても利用されるようになった。

5）そ ば

タデ科に属するそばはやせ地，寒冷地にも生育し，生育期間も 60 ～ 90 日と短く，肥料もあまり要しないため，救荒作物として利用されてきた。

a 種類と性状

わが国で栽培されているそばは普通種で，春播きを行って夏に収穫する夏そばと夏播きを行って秋に収穫する秋そばに分けられる。そばは，荒挽きした後果皮を除き，製粉してそば粉にして利用される。

そばの穀粒は，独特な三稜形*をしており，色も黒褐色である。胚の形も他の穀類と大きく異なってＳ字状の形をしており，その周りに胚乳部が包み込んでいる。

そばの主成分はでん粉であるが，たんぱく質も 10 ％ 程度と含有量は高い。他の穀類の主要たんぱく質がグルテリン及びプロラミンに属しているのに対して，主要たんぱく質がグロブリンであるため，他の穀類の第 1 制限アミノ酸であるリシンも多く含まれており，アミノ酸スコア（100）は他の穀類と比べると高い。また，無機質とビタミンＢ群も多く含まれる。ビタミンＣは他の穀類と同様に含まれていない。

特殊成分として苦味物質であり，フラボノイド色素のケルセチン配糖体の一種であるルチンを含む。特にダッタンそばに多く含まれている。ルチンは，毛細血管の抵抗性を強めるといわれるビタミンＰ（厳密にはビタミンではない）として作用するが，胚芽に多く含まれるルチナーゼにより，製めん工程で分解してケルセチンとなり，減少する。そのため胚芽の多い全層粉では，かえって失われやすい傾向にある。

またそば粉は胚や糊粉層が含まれるため，アミラーゼ，プロテアーゼやリパーゼ等の酵素が多く含まれることになり，貯蔵中に炭水化物，たんぱく質や脂質等の成分が変化しやすい。

b 加工と用途

そば粉は主としてめんに加工して利用される。しかしそば粉のたんぱく質には，グルテン形成に大きく関わるプロラミンがほとんど含まれないため，めん等を作るときには，小麦粉，卵白，やまのいも，海藻等のつなぎを必要とする。更科そばは，製粉初期工程で得られる内層粉（一番粉）が用いられる。また，そば粉はまんじゅう等の和菓子の原料としても利用される。その他，そば焼酎の原料にもなる。

＊ 三稜形：そばの種実を横断面から見ると 3 つの角からなる三角形をしている（図 2-5）。

6) その他の穀類

① ライむぎ：ライむぎは寒冷に対する抵抗性が強く，乾燥にも耐性を示すことから，寒冷地や高地等で広く栽培されている。わが国では生産量がごくわずかのため，ほとんどが輸入によっている。ライむぎは製粉して，ライむぎパン（黒パン）の原料として用いられる。ライむぎのたんぱく質は，小麦粉と同じプロラミンとグルテリンに属するたんぱく質であるが，グルテンを形成しないため，酵母ではなく乳酸菌で発酵させ乳酸を生成させる。その酸によりたんぱく質の粘着性が増してパン生地が作られる。小麦粉と異なり膨れが悪くずっしりした硬いパンとなるが，特有の風味を有することになる。また，濃褐色のパンの色はライむぎの皮や糊粉層に由来する。日本では製パン性を改良するため，半分程度の小麦粉が混合されることもある。

② えんばく（燕麦）：オーツ麦・からすむぎともよばれ，寒冷地で栽培される。穀類の中ではたんぱく質及び脂質含量が高く，主要たんぱく質はグロブリンが80％前後を占めている。オートミールは，精白してから炒り，挽き割りしたものである。水や牛乳等を加えて粥状にして食する。

③ はとむぎ：古くから生薬として関東以西の湿暖地に栽培され，利尿作用その他の薬効があるとされている。たんぱく質は精白で13.3％と多く，脂質は1.3％含まれる。精白してそのまま炊くか，こめと混ぜて食する。

④ アマランサス：ヒユ科に属する穀類で，葉も野菜として利用されている。穀類の中ではたんぱく質が多く，カルシウムや鉄等も多く含まれている。近年，アレルギー代用食品として注目されている。

2 いも類

（1）はじめに

いも類は，根や地下茎にでん粉や他の多糖類等の栄養素を貯蔵し，肥大化したもので，食用となるものである。根が肥大化したものを塊根といい，さつまいも，やまのいも，キャッサバ等がある。地下茎が肥大化したものを塊茎といい，じゃがいも，さといも，こんにゃくいも，きくいも等がある。いもは単位面積当たりの収穫エネルギーが高いものが多いが，水分含量が高いために単位重量当たりのエネルギーは少ない。生産量からみると，人類にとって穀物に次いで重要な食用作物である。種類によっては，味が強いために主食とならないものがあるが，じゃがいもは味が淡白で，主食に近い利用が可能である。

（2）生　産

いも類の世界における生産量は，2021（令和3）年ではじゃがいもが3億7,612万

トン，さつまいもが8,886万トンである。国内の生産量は，2021（令和3）年ではじゃがいもが213万トン，さつまいもが67.2万トンである。世界の年間生産量はじゃがいもが最も多い。

（3）成分・機能・その他

　いも類の水分含量（65～85％）は，穀類に比較して多いために，貯蔵による変化は大きい。たんぱく質含量は少なく，動物性食品に比較すると含硫アミノ酸やリシンが少ない。

　炭水化物は水分に次いで多く，多くはでん粉主体である。しかし，きくいもはイヌリン，こんにゃくいもはグルコマンナン，ヤーコンはフルクトオリゴ糖が主体である。グルコマンナンはアルカリを添加して加熱するとゲル化する。さつまいもはグルコース，フルクトース，スクロース等を含むため甘味を呈する。食物繊維の含量は，じゃがいもが他のいも類と比較して多く，皮なしでも精白米の17倍程度である。

　無機質の含量は1％程度であるが，穀類と比較してリンが少なく，さつまいもにはカルシウムが多い。カリウムはいも類全般に多く含まれ，皮なしの生さつまいもは480 mg/100 g，じゃがいもは410 mg/100 g（皮なし）である。カルシウムはじゃがいも（皮なし4 mg/100 g）よりも，さつまいも（皮なし36 mg/100 g）に多い。

　ビタミンA，B群，Dは少ないが，さつまいもの黄橙色系の品種にはカロテン類が多く含まれる。ビタミンCはさつまいも（皮なし29 mg/100 g，皮つき25 mg/100 g），

表2-11　おもないも類の成分値

（可食部100 g当たり）

食品名	エネルギー (kcal)	水分 (g)	たんぱく質[1] (g)	炭水化物[2] (g)	食物繊維総量 (g)	カリウム (mg)	カルシウム (mg)	ビタミンC (mg)
きくいも（塊茎・生）	66	81.7	—	(2.8)	1.9	610	14	10
さつまいも（塊根・皮なし・生）	126	65.6	1.0	30.9	2.2	480	36	29
さつまいも（塊根・皮つき・生）	127	64.6	0.8	31.0	2.8	380	40	25
さといも（球茎・生）	53	84.1	1.2	11.2	2.3	640	10	6
じゃがいも（塊茎・皮なし・生）	59	79.8	1.3	17.0	8.9	410	4	28
ながいも（塊根・生）	64	82.6	1.5	14.1	1.0	430	17	6
板こんにゃく精粉こんにゃく	5	97.3	—	—	2.2	33	43	(0)

注　：1）アミノ酸組成によるたんぱく質の値を記載
　　　2）利用可能炭水化物（単糖当量）の値を記載
資料：文部科学省科学技術・学術審議会調査分科会『日本食品標準成分表（八訂）増補2023年』2023年

じゃがいも（皮なし28 mg/100 g）と同程度含まれる。いも類に含まれるビタミンC
は，熱に対する安定性が高いので，加熱による損失が少ない。そのため，多食する場
合にはビタミンCの供給源となる。

じゃがいもやさつまいもには食物繊維が多く含まれるため，食物繊維としての生理
活性がある。紫いもに含まれるアントシアニンには抗酸化作用，血圧降下作用，抗が
ん作用があることが報告されている。やまのいもの粘質多糖類には食物繊維としての
作用があり，ポリフェノールには抗酸化作用がある。こんにゃくいもに含まれるグル
コマンナンには，血糖値上昇抑制作用や血中コレステロール低下作用があることが知
られている。

じゃがいもには，ソラニンやカコニン（チャコニン）等の有害なアルカロイド配糖
体が含まれる。

（4）おもないも類

1）じゃがいも（potatoes，ナス科）

a　分類・性状

ナス科に属する一年生植物で，でん粉が蓄積した地下茎の肥大した部分を食用とす
るため，「塊茎」に分類される。多数の品種があり，食用としては男爵イモ，メーク
インが代表的である。主食としている地域もある。でん粉製造用にはエニワ，紅丸等
が，食用・でん粉製造用の兼用種として農林1号がある。

b　成　分

皮なし生じゃがいもの主成分は，水分が約80％，炭水化物が約17％である。炭水
化物のほとんどがでん粉である。単糖類や少糖類は少ない。また，β-アミラーゼも
ほとんど含まれない。さつまいものような甘味はなく，淡白な味である。少糖類の含
量は，貯蔵低温により変化する。20℃で2週間貯蔵すると少糖類の含量は減少する。
一方，低温貯蔵するとでん粉が分解し，糖の増加が起こる（低温糖化）。このときの
糖の増加程度は品種により異なる。生食用の品種では，還元糖の増加が起こりやす
い。たんぱく質含量は1.3 g/100 g（皮なし）で，グロブリンたんぱく質であるツベリ
ン（パタチンともいう）等が含まれる。ビタミンについては，ビタミンCが
28 mg/100 g（皮なし）と多い。でん粉粒子中に保護される状態で存在しているため，
加熱によってもビタミンCは損失しにくい。

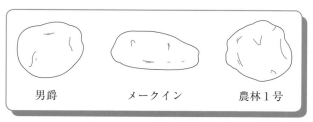

図2-9　じゃがいもの種類

また，ソラニンという苦味のあるアルカロイド配糖体が含まれる。β-カロテンやアントシアニンを多く含む品種もある。じゃがいもは，日本で唯一食品として放射線の照射が許可されており，発芽防止のためにガンマ線を70グレイ（Gy）照射することができる。

じゃがいもを切って，そのまま放置すると褐変が生じる。これは，チロシンやポリフェノール類がチロシナーゼ，ポリフェノールオキシダーゼによって酸化され，重合してメラニンが生成する酵素的褐変が生じるためである。水にさらすことにより酸素との接触を防いだり，食塩水や食酢に浸けてポリフェノールオキシダーゼの活性を抑制することにより，褐変が防止される。

c　用　途

日本では，年間約200万トンが生産され，1世帯当たり8.621 kgが消費されている〔2021（令和3）年〕。用途の内訳は生食用24.6%，加工食用24.9%，でん粉用32.5%である。じゃがいもでん粉は，片栗粉の代用品として利用されている。

2）さつまいも（sweet potatoes，ヒルガオ科）

a　分類・性状

一年草で，中南米（中央アメリカ低地）地域が原産地である。根が肥大化した塊根で，皮色には紅，赤紫，黄，白色等がある。肉色には黄，白，橙，紫色等がある。少糖類が多く粘りのある粘質いもと，でん粉の豊富な粉質いもがある。

b　成　分

皮なし生さつまいもの水分は，65.6%で他のいもよりも少ない。主成分である炭水化物は30%強で，そのうちほとんどがでん粉である。食物繊維は総量が2.8%，不溶性食物繊維が1.8%である（皮つき）。グルコースやフルクトース等の単糖類，スクロース等の少糖類を含むため，じゃがいもに比べて甘味が強い。さらに，貯蔵や緩慢に加熱をする（やきいも）ことにより，でん粉がβ-アミラーゼの作用によって，マルトースに分解されるため甘味が強くなる。たんぱく質は，グロブリン属のイポメインが含まれ，含有量は1.0 g/100 g（皮なし）と少ない。ビタミンAはカロテンとして含まれ，2 µg/100 g（皮なし）であるが，品種によって異なる。黄橙色系の品種では多い。また，ビタミンCは29 mg/100 g（皮なし）と多く含まれ，加熱に対して安定である。

さつまいもを切断すると切り口から白色不溶性で粘性のある乳液が溶出する。これは，芳香族炭化水素配糖体のヤラピンである。ヤラピンは，空気に触れると酸化されて褐色となる。また，機能性としては便通改善効果がある。

c　貯　蔵

さつまいもは，貯蔵温度が18℃以上では発芽し始める。また，9℃以下では低温障害を起こす。そのため，長期貯蔵する場合は，12～15℃程度が適している。収穫時に表皮に傷がつきやすく，この傷を修復させるためにキュアリング処理を行う。これは，32～35℃，高湿度（90～95%）下で4～7日間放置し，傷口にコルク層を形成させる処理方法で，コルク層により病原菌の侵入が阻止される。

d 用 途

生食用，加工食品用，でん粉用，アルコール用等がある。最近はカロテンやアントシアニンの機能性成分が注目され，ジュースやパウダー等に利用されている。さつまいもの加工品には蒸し切干さつまいも，いも焼酎，いもかりんとう，サツマチップ等がある。蒸し切干さつまいもはさつまいもを薄く切り，天日乾燥したもので，表面に白い粉状のマルトースが生成される。いも焼酎は，さつまいもと米麹を原料としてつくられる。

3）さといも（taro，サトイモ科）

a 分類・性状

多年草でインドが原産であり，わが国では古来より栽培されている。地中の茎が肥大したもので，品種は約30種ある。茎の基部にでん粉が集積して根茎を形成して親いもとなる。親いもの側芽が子いもである（図2-10）。親いもを食べる品種にはたけのこいも（京いも），セレベス等がある。子いもを食べる品種には土垂，石川早生，豊後等，親いもと子いもの両方を食べる品種には八つ頭，えびいも，赤芽等がある。

b 成 分

水分が70～85％，炭水化物10～25％前後で主成分はでん粉である。さといも特有の粘性は多糖類のガラクタン（ガラクトースの重合体）を主体としたもので，ペントサン，デキストリン等も関与する。えぐ味成分は，ホモゲンチジン酸とシュウ酸カルシウムである。ぬめりに触れるとかゆくなるのはシュウ酸カルシウムによる。これは，シュウ酸カルシウムが針状の結晶構造をしているためである。最近は食物繊維等の第三次機能成分も注目されている。無機質は，カリウムが多く含まれている。ビタミンは少ない。

c 用 途

でん粉の原料として使用できないため，ほとんどが生食用である。水煮缶詰等がつくられている。

4）やまのいも（chinese yam，ヤマノイモ科）

a 分類・性状

つる性の多年草で，地下の担根体（根茎）の部分を食用とする。日本で栽培されて

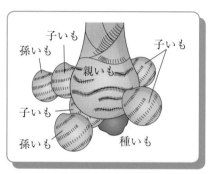

図2-10　さといも

いる品種には，ながいも，いちょういも，つくねいも等がある。野生種として自然薯がある。

b 成 分

主成分は炭水化物と粘質物である。炭水化物の主体はでん粉である。ポリフェノール類が多く含まれ，やまのいもをすりおろすと，ポリフェノールオキシダーゼにより酸化され，褐色になる（酵素的褐変）。また，アミラーゼ活性が高いため，でん粉質食品中で唯一生食される食品である。たんぱく質は1.4～2.9％含まれており，いも類の中では比較的多い。

c 用 途

生食，揚げ物や菓子の原料として用いられる。かるかん（和菓子）の原料には主につくねいもが利用される。

5）こんにゃくいも（konjac，サトイモ科）

a 分類・性状

多年草で地下茎が肥大したものである。

b 成 分

主成分は炭水化物で，主体は難消化性の食物繊維であるグルコマンナンで，マンノースとグルコースからなる。その比率は，マンノースとグルコースが2：1～3：2である。精製したものは精粉とよばれる。グルコマンナンは，便秘解消や血糖値，血中コレステロールの低下効果がある。

c 加工・用途

こんにゃくは，こんにゃくいもを乾燥させ，粉（荒粉）にしてつくる方法と精粉からつくる方法がある。どちらの粉を用いても，水を加えるとグルコマンナンが膨潤し，それに水酸化カルシウム（アルカリ性）を加えると粘弾性のある塊となり，さらに加熱すると構造が固定されて，ゲル状のこんにゃくとなる（図2-11）。

6）キャッサバ（cassava，トウダイグサ科）

a 分類・性状

2～3mとなる多年草で，地中に細長い塊根をつくる。品種は苦味種と甘味種がある。

b 成 分

苦味種は外皮や芯に有毒な青酸配糖体であるリナマリン（ファセオルナチン）を含み，細胞内のβ-グルコシダーゼが作用して青酸を生成する。青酸配糖体の含量は，

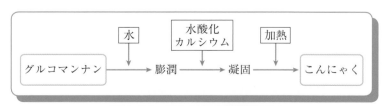

図2-11 こんにゃくの製造工程

甘味種は 4 〜 15 mg/100 g，苦味種は 10 〜 35 mg/100 g で，苦味種の方に多く含まれる。甘味種は，外皮を除去して水洗い後，煮て毒抜きを行い食用とする。苦味種は，加工処理することによりでん粉の製造に利用されている。キャッサバのでん粉は，タピオカでん粉といわれている。

c 加工・用途

甘味種は生食用あるいはパンや菓子の原料とされる。苦味種はタピオカでん粉の原料とされる。

7）キクイモ（Jerusalem artichoke，キク科）

a 分類・性状

多年草で，地下茎の先端が肥大化している。

b 成分

塊茎に主成分イヌリンが含まれ，でん粉はほとんど含まれない。イヌリンは，フルクタンの一種で，30 〜 35 分子の D-フルクトースが β-2,1 結合し，末端にグルコースが 1 分子結合した貯蔵多糖類である。イヌリン含量は 13 〜 14 ％のほか，グルコース，フルクトースが少量含まれる。

c 加工・用途

煮物や炒め物，みそ漬，粕漬等の漬物の他，乾燥して粉末化して健康食品の素材として利用される。

▌（5）でん粉

植物の種子の発芽，根茎の発芽の際にでん粉が利用されるため，でん粉は種子，種実の胚乳部，塊茎，塊根に多く存在する。穀類の種子，いも類の固形物の 80 ％前後はでん粉である。

でん粉は，アミロースとアミロペクチンから構成される。アミロースは，グルコースが α-1,4 グリコシド結合した直鎖状で，重合度は数千グルコース単位である。アミロペクチンは，α-1,4 グリコシド結合のところどころが，α-1,6 グリコシド結合で分岐した構造で，重合度は数十万グルコース単位である。

でん粉の性状は，蓄積される植物の部位により異なる。地上部に蓄積されるでん粉は，地上でん粉といわれ，穀類でん粉が代表である。地下でん粉は，植物の地下部分に蓄積され，いも類でん粉が代表である。でん粉の製造原料としては，じゃがいも，こむぎ，とうもろこし，こめ，キャッサバ，かたくり，くず，緑豆，さごやし，わらび等がある（表 2-12）。

1）糊化・老化

でん粉は，冷水では水和しないが加熱すると吸水膨潤して水和し，粘稠性のある糊状となり，糊化（α 化）する。一般に，アミロペクチンの多いでん粉は，糊化温度が低く，粘度が高く，保水力が高い。これは，分岐の多いアミロペクチンでは，分子間で水素結合が生じにくいためである。地上でん粉と地下でん粉を比較すると，糊化

表2-12　でん粉の種類と特徴

種類		平均粒径 (μm)	アミロース (%)	でん粉6%	
				糊化開始温度（℃）	最高粘度（B.U）
種実でん粉	うるち米	5	17	67	112
	こむぎ	21	25	76.7	104
	とうもろこし	15	28	73.5	260
	りょくとう	15	34	73.5	900
根茎でん粉	かたくり	25	18	54.2	980
	キャッサバ[1]	20	18	62.8	750
	くず	10	23	66.2	450
	さつまいも	15	19	68	510
	じゃがいも	33	22	63.5	2200
その他	さご	31	26	71	135

注　：1）タピオカともいう。
資料：川端晶子・畑明美共著『調理学』建帛社，2002年，p.115

した地上でん粉は，白濁し，最大粘度は低いが，安定粘度が高い。糊化した地上でん粉が白濁するのは，アミロースと脂質の包摂化合物が多いためである。生でん粉を β でん粉，糊化でん粉を α でん粉ともいう。

　糊化でん粉を常温で放置すると，アミロースとアミロペクチンが再配列して，水を遊離して収縮して老化（ β 化）する。アミロースは，アミロペクチンよりも老化しやすく，構造の再配列はまずアミロースから生じる。

　でん粉の老化は以下の影響を受ける。

　水分含量の影響：水分含量が30〜60％で進みやすい。10〜15％以下の乾燥状態ではほとんど進行しない。一方，水分含量が高いときも，老化が生じにくい。

　温度の影響：60℃以上では老化は生じにくい。高温で乾燥すると，さらに老化は起きにくくなる。反対に，0℃より高い温度では，温度が低いほど老化は速く進む。しかし，0℃以下では水が凍結するため，アミロースやアミロペクチンの分子鎖が移動できなくなり，老化は生じない。

　pHの影響：高いpH（アルカリ性）では，老化は起こりにくい。pH4〜5程度の弱酸性のときに老化は生じやすい。

　またショ糖（スクロース），トレハロースやマルトース等の糖類の混合，あるいはパン等では乳化作用のあるモノアシルグリセロールの添加によって，でん粉の老化は抑制される。

2）加工でん粉（化工でん粉）

①　湿熱処理でん粉：でん粉を糊化させない程度の水を加えて加熱処理して得られるでん粉である。耐熱性，耐酸性や粘度上昇の少ないでん粉が安全に得られる。増粘剤や安定剤として，ソースやたれ類等に使用される。

② ハイアミロースでん粉：アミロース含量が60～70％あるいはそれ以上含まれるでん粉である。糊化温度は130℃以上と高い。非常に糊化しにくく，老化しやすい。難消化性でん粉の含量が他と比較して高い。加熱後乾燥すると，パリパリとした食感となるため，フライ食品等に利用される。

③ αでん粉：水を加えたでん粉を糊化させ，老化する前に乾燥させて粉末状にしたものである。冷水に溶解し，応用範囲が広い。お湯で戻るタイプのインスタント食品に用いられる。

④ シクロデキストリン：でん粉に *Bacillus macerans* 等の微生物が産生するアミラーゼを作用させて製造される。グルコースの重合度が6のα-デキストリン，重合度7のβ-デキストリン，重合度8のγ-デキストリン等がある。環状構造の空間部分に，不安定なビタミンや香料等を包合して安定化させること等に利用される。

その他，でん粉の利用は多岐にわたる。でん粉が高分子であることを利用して増粘安定剤，コロイド安定剤，保水剤，粘結剤等として利用される。具体的には，水産あるいは畜産練り製品の硬さや弾力性を高めるため，めん類のコシを出すため，ソースやたれの粘性を高めるため，つやを出すため等に利用される。また，付着防止用の打ち粉や菓子の原料等にも利用される。発酵食品の原料として，アルコール飲料，アミノ酸，デキストリンあるいはグルコース等の糖類の生産にも利用される。

③ 豆　類

（1）はじめに

豆類とはマメ科植物の一年生及び多年生草本の種子のことをさしている。マメ科植物は幅広い気候に適し，世界中で数多くの種類が栽培されている。その特性から貯蔵，輸送が容易なため用途も広い。また，根に共生する根粒細菌（バクテリア）によって，空気中の窒素を固定することができ，窒素肥料が少なくて済むこともマメ科植物の特徴である。

食用とされる部分は穀類が胚乳であるのに対し，豆類は子葉部である（図2-12）。成分による分類では，脂質とたんぱく質が多いだいず（大豆）やらっかせいと，脂質が少なく炭水化物とたんぱく質が多いあずき（小豆），ささげ（大角豆），いんげんまめ（隠元豆），えんどう（豌豆），そらまめ（空豆）等，いわゆるでん粉系豆類に大別される。

おもな豆類の主成分を表2-13に，分類を図2-13に示した。

なお，豆類に分類されるだいず，いんげんまめ，えんどうの成熟種子は，水分含有量が15％位になるまで乾燥して利用されることが多いが，水分含量の高い未熟のものは，それぞれえだまめ（枝豆），さやいんげん，さやえんどうとして利用され，野

菜類に分類される。

　らっかせいは脂質含量が高いことを理由に，日本食品標準成分表 2020 年版（八訂）では種実類の項に記されているが，マメ科植物であることからこの項に記すこととした。

（2）成分・機能

1）たんぱく質

　だいずのたんぱく質は乾物中約 31 〜 33 ％と特に多いが，その他の主な豆類もたん

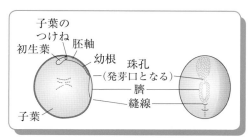

図2-12　だいずの種子

資料：渡辺篤二・橘 和宗・斎尾恭子『大豆とその加工（1）』建帛社，1987年，p.7

表2-13　おもな豆類（全粒）の成分

(g/100 g)

	水分	たんぱく質[2]	脂質[3]	炭水化物		灰分
				利用可能炭水化物[4]	食物繊維総量	
だいず						
国産黄大豆　乾	12.4	32.9	18.6	7.0	21.5	4.7
国産黒大豆　乾	12.7	31.5	16.5	7.7	20.6	4.6
米国産黄大豆　乾	11.7	31.0	(19.9)	7.0	15.9	4.8
中国産黄大豆　乾	12.5	31.2	(17.9)	7.7	15.6	4.4
ブラジル産黄大豆　乾	8.3	(30.9)	20.2	5.2	17.3	4.8
らっかせい[1]　乾	6.0	24.0	46.4	(10.7)	8.5	2.3
あずき　乾	14.2	17.8	0.8	46.5	24.8	3.4
いんげんまめ　乾	15.3	17.7	1.5	41.8	19.6	3.7
えんどう（赤・青）　乾	13.4	17.8	1.5	42.7	17.4	2.2
ささげ　乾	15.5	19.6	1.3	40.7	18.4	3.6
そらまめ　乾	13.3	20.5	1.3	37.6	9.3	2.8
りょくとう　乾	10.8	20.7	1.0	45.4	14.6	3.5
ひよこまめ　乾	10.4	(16.7)	4.3	41.3	16.3	2.9
べにばないんげん　乾	15.4	(13.8)	1.2	36.2	26.7	4.5
らいまめ　乾	11.7	(18.8)	1.3	37.2	19.6	3.8
レンズまめ　乾	12.0	(19.7)	1.0	45.2	16.7	2.7

注　：1）食品成分表では種実類に記されている。
　　　2）アミノ酸組成によるたんぱく質の値を記載
　　　3）脂肪酸のトリアシルグリセロール当量の値を記載
　　　4）利用可能炭水化物（単糖当量）の値を記載
資料：文部科学省科学技術学術審議会・資源調査分科会『日本食品標準成分表（八訂）増補 2023 年』2023 年

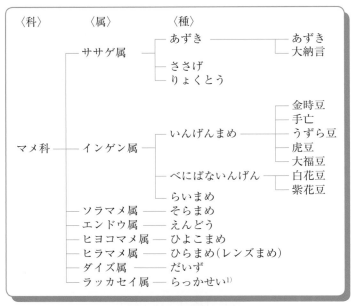

図2-13　豆類の分類

注　：1) らっかせいは食品成分表では種実類に記されている。
資料：(財) 日本豆類基金協会『豆類百科』2000年，p.41 一部改変

ぱく質を約18 〜 20 ％前後含み，穀類の2倍に及ぶ。動物性食品に次ぐたんぱく質の供給源として重要な存在である。また，一般に穀類のたんぱく質はリシン・トレオニン等によりアミノ酸スコアが制限されるのに対し，豆類のたんぱく質はバランスが良く栄養価に優れている（表2-14）。

でん粉系豆類のたんぱく質は煮豆や甘納豆をつくる際に，豆の組織を破壊せずにでん粉粒を維持する役割をする。これは，加水し膨潤させた生豆を加熱し，75 〜 80 ℃に達したとき細胞内のたんぱく質が凝固し，糊化したでん粉を固定するからである。またその外側は丈夫な細胞膜でおおわれているため，煮豆をつぶしてあんの状態にしても個々の細胞はバラバラになるだけで破壊されず，糊状にならない。このようにでん粉が粒子の状態で保たれるので，あんはサラサラした食感をもつことができる。

でん粉系豆類のたんぱく質は，乾物中に17 〜 20 ％含まれており，子葉部にはアルブミン，グルテリン，グロブリン等のたんぱく質が多い。また，ほとんどの豆類には少量の血液凝固性をもつレクチンや，トリプシンの消化性を妨げるトリプシンインヒビター等のたんぱく質が存在するが，加熱することにより不活化される。

一般にでん粉系豆類のアミノ酸は，グルタミン酸やアスパラギン酸が多く，シスチンと必須アミノ酸であるメチオニンやトリプトファンが少ないのが特徴である。

2）脂　質

乾燥だいずには脂質が20 ％程度含まれ，大豆油の原料として用いられる。

でん粉系豆類の脂質含量は，ひよこ豆の4.3 ％を除き，1 〜 1.5％程度である。ま

表2-14　豆類の必須アミノ酸及びアミノ酸スコア

	(mg/ 可食部 100 g)								
	イソロイシン	ロイシン	リシン	含硫アミノ酸	芳香族アミノ酸	トレオニン	トリプトファン	バリン	ヒスチジン
だいず 国産黄大豆　乾	1,700	2,900	2,400	1,100	3,300	1,600	500	1,800	1,000
らっかせい[1] 乾，大粒種	970	1,800	1,000	680	2,600	850	280	1,200	700
あずき　乾	920	1,700	1,600	600	1,800	830	240	1,100	700
いんげんまめ　乾	1,000	1,700	1,400	570	1,900	950	250	1,200	670
えんどう(青)　乾	880	1,500	1,600	550	1,700	890	200	1,000	550
ささげ　乾	1,100	1,800	1,600	740	2,100	940	280	1,200	780
そらまめ　乾	1,000	1,800	1,600	500	1,800	990	220	1,200	680
りょくとう　乾	1,100	2,000	1,700	520	2,200	870	250	1,300	730

注　：1）食品成分表では種実類に記されている。
資料：文部科学省科学技術学術審議会・資源調査分科会『日本食品標準成分表（八訂）増補 2023 年 アミノ酸成分表』2023 年

た豆類には，リノール酸やオレイン酸，α-リノレン酸，パルミチン酸等の脂肪酸が多く含まれる（表2-15）。

　だいず中にはリン脂質が約 1.5 ％含まれており，その大部分がレシチンである。このほか，いんげんまめ，えんどう，そらまめにも約 0.5 ％（脂質の約 25 ％）のレシチンが含まれている。レシチンは，両親媒性であり乳化性を示す（図2-14）。

3）炭水化物

　でん粉系豆類の炭水化物（利用可能炭水化物＋食物繊維）は成分の約 55 〜 62 ％を占めており，でん粉，デキストリン，ショ糖（スクロース），ペクチン，セルロース等からなる。炭水化物の 60 〜 90 ％はでん粉である。でん粉中のアミロース含量は一般の穀類・いも類と同様ほぼ 20 〜 30 ％であるが，えんどう，そらまめ，レンズまめ等では 35 〜 40 ％と高い。

　セルロース，ヘミセルロース，ペクチン，リグニン等は食物繊維の重要な供給源となっている。

　一方，だいず（乾）の炭水化物は約 30 ％で，でん粉をほとんど含まない。

4）その他の成分・機能・その他

　豆類にはカリウムとリンが多く，カリウムは 1〜2 ％，リンは 300〜500 mg/100 g 含まれる。また，カルシウムは 50〜250 mg/100 g，マグネシウムは 100〜250 mg/100 g，鉄は 2〜10 mg/100 g 含まれる。おもな無機質とビタミンを表2-16 に示した。

　ビタミン類は A，B_1，B_2 が玄米やこむぎ等よりやや多いが，ビタミン D や B_{12}，C はほとんど含まれていない。ただ，だいずやりょくとう（緑豆）等では，もやしとして発芽させる際にビタミン C が増加し，えだまめ，さやいんげん，さやえんどう等未熟のものにもビタミン C が多く含まれる。

表2-15 豆類のおもな脂肪酸組成

	脂質 %	(g/ 総脂肪酸 100 g)			
		パルミチン酸 16：0	オレイン酸[2) 18：1	リノール酸 18：2(n-6)	α-リノレン酸 18：3(n-3)
だいず					
国産黄大豆　乾	19.7	10.7	25.2	49.7	8.7
国産黒大豆　乾	18.8	11.0	22.1	50.7	10.1
ブラジル産黄大豆　乾	22.6	11.5	25.5	51.4	6.2
らっかせい[1)　乾, 大粒種	47.0	9.1	49.1	30.4	0.2
あずき　乾	2.0	25.0	6.1	43.2	19.1
いんげんまめ　乾	2.5	16.4	14.2	22.9	41.8
えんどう（青）乾	2.3	13.7	30.7	43.0	6.2
ささげ　乾	2.0	25.3	8.7	35.9	21.0
そらまめ　乾	2.0	15.5	26.5	50.5	3.2
りょくとう　乾	1.5	25.9	3.3	44.9	17.0
ひよこまめ　乾	5.2	9.9	35.4	47.8	2.1
べにばないんげん　乾	1.7	14.5	8.5	43.0	30.0
らいまめ　乾	1.8	24.9	7.5	43.5	15.7
レンズまめ　乾	1.5	14.3	30.6	40.3	9.7

注 ：1) 食品成分表では種実類に記されている。
　　2) 18：1：国産大豆はオレイン酸（n-9）のみの値，国産大豆以外はオレイン酸（n-9），シス-バクセン酸（n-7）合計としての値を示す。
資料：文部科学省科学技術学術審議会・資源調査分科会『日本食品標準成分表（八訂）増補 2023 年 脂肪酸成分表編』2023 年

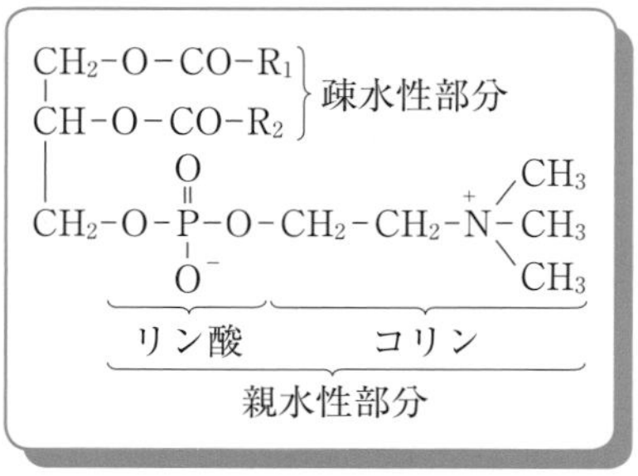

$$CH_2\text{-}O\text{-}CO\text{-}R_1$$
$$CH\text{-}O\text{-}CO\text{-}R_2 \}\ 疎水性部分$$
$$\underset{\|}{O}$$
$$CH_2\text{-}O\text{-}\overset{O}{\underset{O^-}{P}}\text{-}O\text{-}CH_2\text{-}CH_2\text{-}\overset{+}{N}\text{-}CH_3$$

| リン酸 | コリン |

親水性部分

図2-14　レシチン（ホスファチジルコリン）

　だいずやあずきにはサポニン類やポリフェノール類等が含まれる。黒豆の種皮やあずきの赤色色素成分であるアントシアニン系色素はポリフェノール化合物であり，高い抗酸化力が認められている。また，サポニンは起泡性をもつグリコシド（配糖体）であり，コレステロール低下作用や便通促進効果等が認められている。一方，サポニンには甲状腺肥大作用もあり，古くから，豆料理には甲状腺ホルモン成分のヨウ素を多く含むこんぶ等の藻類を合わせてとると良いといわれてきた。

表2-16 豆類のおもな無機質・ビタミン含量　（可食部100g中）

	無機質					ビタミン						
	カリウム	カルシウム	マグネシウム	リン	鉄	β-カロテン当量	トコフェロール				B₁	B₂
							α	β	γ	δ		
	mg					μg	mg				mg	
だいず												
国産黄大豆 乾	1,900	180	220	490	6.8	7	2.3	0.9	13.0	8.6	0.71	0.26
国産黒大豆 乾	1,800	140	200	620	6.8	26	3.1	1.7	14.0	10.0	0.73	0.23
米国産黄大豆 乾	1,800	230	230	480	8.6	7	1.7	0.4	15.0	5.6	0.88	0.30
中国産黄大豆 乾	1,800	170	220	460	8.9	9	2.1	0.7	19.0	8.1	0.84	0.30
ブラジル産黄大豆 乾	1,800	250	250	580	9.0	15	4.8	0.7	20.0	6.4	0.77	0.29
らっかせい 1) 乾	740	49	170	380	1.6	8	11.0	0.3	7.1	0.3	0.41	0.10
あずき 乾	1,300	70	130	350	5.5	9	0.1	0.2	3.0	11.0	0.46	0.16
いんげんまめ 乾	1,400	140	150	370	5.9	6	0.1	0	2.0	0.1	0.64	0.16
えんどう（青） 乾	870	65	120	360	5.0	92	0.1	0	6.7	0.2	0.72	0.15
ささげ 乾	1,400	75	170	400	5.6	19	Tr	0	6.2	9.7	0.50	0.10
そらまめ 乾	1,100	100	120	440	5.7	5	0.7	0	5.0	0.1	0.50	0.20
りょくとう 乾	1,300	100	150	320	5.9	150	0.3	0	6.4	0.6	0.70	0.22
ひよこまめ 乾	1,200	100	140	270	2.6	19	2.5	0.1	7.7	0.6	0.37	0.15
べにばないんげん 乾	1,700	78	190	430	5.4	4	0.1	0.1	3.2	0.2	0.67	0.15
らいまめ 乾	1,800	78	170	250	6.2	6	0.1	0	4.8	0.2	0.47	0.16
レンズまめ 乾	1,000	57	100	430	9.0	30	0.8	0	5.2	Tr	0.52	0.17

注　：1) 食品成分表では種実類に記されている。
資料：文部科学省科学技術学術審議会・資源調査分科会『日本食品標準成分表（八訂）増補2023年』2023年

（3）おもな豆類

●脂質・たんぱく質を多く含む豆類

1）だいず

　だいずは，マメ科，ダイズ属に分類される。だいずは「畑の肉」といわれ，たんぱく質及び脂質に富んでおり，わが国では古くからみそ・しょうゆ・豆腐・納豆等多くの加工食品として利用されてきた。

　一般的には黄大豆が主で，その他黒大豆や青大豆等があり，品種も多い。世界では2021（令和3）〜2022（令和4）年に約3億6千万トンが収穫され，ブラジルをはじめとし，アメリカ，アルゼンチン，中国，インド等で収穫量が多い。日本では2021（令和3）年度，約25万トン収穫されているが，国内自給率は約7％である。

　近年，遺伝子組換え技術の導入により，生産性の向上を目的に除草剤耐性や害虫抵抗性をもつだいず，その他に高オレイン酸大豆等も作られている。

a　おもな成分

　だいずの一般成分は表2-13に示すとおりである。

たんぱく質の約80％は水不溶性のグロブリンであるが，だいずの場合，容易に水抽出できるのが特徴である。これは，だいずを水に浸漬することで無機塩類が溶出し，塩溶液となるためである。だいずのグロブリンは，4つの成分からなることがわかっている。このうち主体となっているのはグリシニン（42％）とβ-コングリシニン（34％）である。特にグリシニンはSH基を多く含むため，豆腐等の物性に関与する。また，大豆たんぱく質のアミノ酸スコアは100である。

　だいずの脂質は，大部分が単純脂質のトリアシルグリセロールで，構成脂肪酸の約50％がリノール酸，20〜25％がオレイン酸，6〜10％がリノレン酸と，不飽和脂肪酸が多い。飽和脂肪酸は，パルミチン酸が10％，ステアリン酸が3％である。また，複合脂質としてはレシチン（ホスファチジルコリン）等がわずかに含まれており，大豆レシチンとして分離・精製され，食品用乳化剤としてマーガリン，チョコレート等の製造に広く使用されている。

　大豆胚軸中に含まれるシトステロール等の植物ステロールは，血中コレステロールの低下作用に関与することが認められている。また，ビタミンE含量が多く，油脂の酸化を防止するほか，体内では抗酸化物質としての役割を果たしている。

　だいずは炭水化物として，でん粉をほとんど含まない。スクロース（5％），スタキオース（4％），ラフィノース（1.1％）等のオリゴ糖と，セルロース，ヘミセルロース，ペントサン（アラビノースやキシロース等からなる）等の多糖類（食物繊維）からなる。スタキオースやラフィノースは腸内細菌の増殖促進因子となる（図2-15）。

　無機質は5％程度で，カルシウム，マグネシウム，カリウム，リン，鉄，亜鉛，銅等が多い。リンはフィチン酸として存在し，活性酸素除去作用をもつが，一方で他の食品中の鉄やカルシウムと結合し，不溶化して利用効率を低下させる。

　ビタミンは水溶性のB_1，B_2，ナイアシン，葉酸，脂溶性のビタミンE（特にγ-トコフェロール）を多く含む。

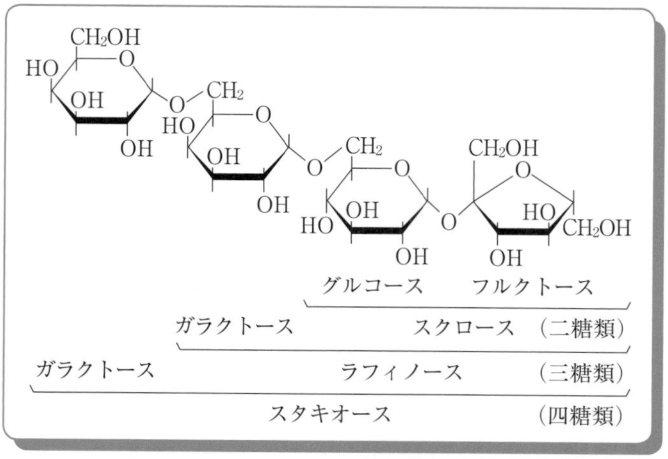

図2-15　ラフィノースとスタキオース
資料：有田政信編著『マスター食品学 I』建帛社，2010年，p.56

だいずには種々の生理活性物質が含まれている。そのおもなものを表2-17に示した。

その他、黒豆の種皮に含まれるアントシアニン系色素の抗酸化作用等、有用な成分が多く含まれている。一方、アレルギーを引き起こす原因物質も含まれており、食品衛生法で「アレルギー物質を含む原材料表示が推奨されている（特定原材料に準ずるもの）20品目」のうちの1つにあげられている。

一方、だいずを未成熟な段階で収穫したえだまめは、17世紀末頃から専用の品種がつくられるようになり、現在、約200種が存在する。ビタミンCや葉酸が多い。

表2-17　だいずに含まれるおもな生理活性物質と特徴

成　分	働　き	特　徴
トリプシンインヒビター	たんぱく質分解酵素のトリプシンと結合し活性を阻害する。 →膵臓肥大	たんぱく質である。 加熱により失活する。
レクチン（ヘマグルチニン）	赤血球凝集作用	たんぱく質である。 加熱により失活する。
フィチン酸	消化管でカルシウム、マグネシウム、鉄等と結合し吸収を阻害する。	だいずに含まれるリンの約70％はフィチン態として存在する。
サポニン	抗高脂血症作用 抗酸化作用 抗コレステロール作用	約50種あるサポニン配糖体の総称（ポリフェノール群）。 丸大豆に0.5％含まれる。 ゆでると水に溶けて起泡性を示す。 熱に安定。
イソフラボン（図2-16）	エストロゲン受容体に結合しエストロゲン（女性ホルモン）様の作用をする。 骨粗鬆症予防 抗がん作用	ポリフェノールの一種。 熱に安定。
レシチン	乳化剤としてマーガリン、チョコレート、マヨネーズ等に使用される。	大豆原油中に約2％含まれる。ホスファチジルコリン等。 脱ガム工程で分離される。
リポキシゲナーゼ	過酸化脂質を生成する。 →だいずの青臭さの原因となる。	加熱により失活する。

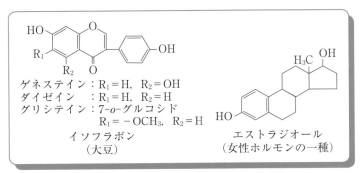

ゲネステイン：$R_1 = H$，$R_2 = OH$
ダイゼイン：$R_1 = H$，$R_2 = H$
グリシテイン：7-o-グルコシド
　　　　　　$R_1 = -OCH_3$，$R_2 = H$
イソフラボン
（大豆）

エストラジオール
（女性ホルモンの一種）

図2-16　イソフラボンとエストラジオール

b　用途と加工品

だいずは消化性が良くないことから古くからさまざまに加工されてきた。

だいずを一晩水に浸漬後，蒸煮したものを圧搾すると，おから（食物繊維に富む）と豆乳ができる。豆乳はたんぱく質に富んでおり，これに凝固剤の硫酸カルシウム，塩化マグネシウム（にがり）を加えることによりたんぱく質はゲル状に凝固して豆腐となる。この豆腐を崩し，木綿布を敷いた周囲に孔のある型箱に入れ，重しをのせて圧搾すると木綿豆腐となる。一方，濃厚な豆乳を箱型に入れ，ここに凝固剤を入れて固めたものは絹ごし豆腐，また一旦冷却した豆乳に，凝固剤としてグルコノδラクトンを加え，容器に充填・密閉後に加熱して凝固したもの（容器いっぱいに詰まっている）は充填豆腐といい，いずれも木綿豆腐に比べて滑らかな食感をもつ。豆腐の二次加工品としては，焼き豆腐（木綿豆腐を水切り後，直火で焦げ目が付くまで焼いたもの），油揚げ（厚みの薄い豆腐を水切り後温度の異なる油で2度揚げし，表面をきつね色にしたもの），厚揚げ，凍り豆腐（高野豆腐ともいい，豆腐の凍結によりたんぱく質が凍結変性したものを，解凍・脱水・乾燥することで，スポンジ状の構造になったもの）がある。

豆乳を加熱して，表面にできた薄い膜をすくい上げると生湯葉，これを乾燥すると乾燥湯葉となる。

だいずを焙煎し，粉砕後皮をふるい分けしたものはきな粉であり，青大豆からは黄緑色のうぐいすきな粉ができる。

この他，みそ・しょうゆ・糸引き納豆・浜納豆（寺納豆）・テンペ等の発酵食品がつくられる。

一方，だいずを圧搾すると大豆油と脱脂大豆が得られ，後者から濃縮大豆たんぱく質や分離大豆たんぱく質が得られる。

2）らっかせい（落花生，なんきんまめ，ピーナッツ）

らっかせいはマメ科ラッカセイ属の一年生草本である。現在は千葉県を中心に，茨城県や神奈川県等で栽培されている。

らっかせいは黄色い花をつけ，受粉後，子房柄（子房の基の部分）が長く伸びて地中に入り結実する（図2-17）。らっかせいの名前の由来はここからきている。

らっかせい（乾）はだいずと同様に脂質とたんぱく質に富んでいるが，脂質の割合は47％とだいず（約20％）に比べて大きい。また，たんぱく質（約25％）は，グロブリンであるアラキンやコンアラキンがその65％を占めている。

らっかせいの一般成分とおもな脂肪酸量は表2-13，表2-15に示した。脂質を構成する脂肪酸は，オレイン酸が41〜49％，リノール酸が31〜35％含まれる。

渋皮に含まれるビタミンB_1は，乾燥中に子葉部に移行する。

また，らっかせいは国際的には製油原料にも用いられるが，国産のものはほとんどが炒り豆，ピーナッツバター，甘納豆等に用いられる。なお，沖縄のジーマミー豆腐はその原料にだいずではなく，らっかせいを用いている。

一方，らっかせいは，重篤なアレルギー症状を引き起こす場合があり，「アレルギー

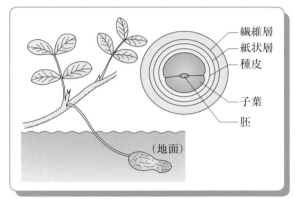

図2-17　らっかせい

資料：高宮和彦『食品材料ハンドブック　食品学各論』培風館，1993年，p.61

表示」が義務化されている。給食施設等での取扱いには十分な注意が必要である。

●でん粉・たんぱく質を多く含む豆類

1）あずき

あずきはマメ科ササゲ属の一年生草本で，利用可能炭水化物が約47％を占め，このうちの90％がでん粉である。微量のデキストリンを含むほかは，ガラクタン，ペントサン（アラビノース，キシロース等を構成成分とする多糖）等，食物繊維が約25％含まれる。乾燥あずきのたんぱく質は約18％で，このうちグロブリンが70％を占める。脂質は約1％で，その50％はリン脂質である。

あずきの色素成分であるアントシアニンには高い抗酸化力が認められるほか，あくの成分で起泡性をもつ配糖体のサポニンも含まれる（詳細はp.32参照）。

大納言小豆は特定の品種で，大粒で煮崩れしにくく，甘納豆や小倉あん等の高級和菓子の原料として用いられている。

2）いんげんまめ

いんげんまめはインゲン属の一年生草本で，乾物中に利用可能炭水化物が約42％含まれ，この約85％がでん粉である。たんぱく質は約18％で，主成分はグロブリンである。カルシウムは，だいずに次いで多い。

種皮が白色の「白いんげん」には，白あんの原料となる「手亡豆」「白金時豆」「大福豆」，その他斑点のある「うずら豆」や「虎豆」，赤紫の「金時豆」等がある。

青酸配糖体のリナマリン（ファセオルナチン）を微量（0.005％）含むため生食は避け，加熱分解し無害化する。なお，輸入いんげんまめは，さらしあんの原料としてのみ許可されている。

さやいんげんは，未熟種子をさやごと用いるもので，カロテン，葉酸，ビタミンCやカリウム等を多く含み，野菜として扱われる。

3）べにばないんげん

インゲン属の一年生草本で，子実の色により白花豆と紫花豆に分けられる。栽培は

北海道・東北地方・長野県や群馬県等の標高が高く冷涼な地域に限られている。いんげんまめとは同属異種である。

4）らいまめ（あおいまめ）

インゲンマメ属の一～多年生草本。豆は直径1～3cmと大きい。種皮は白・黄・黒・褐色等。味と香りが良く，あんの増量材やでん粉原料として輸入されている。

一般成分は表2-13のとおりであるが，青酸配糖体を含むため，生食せず，水で煮出したでん粉を利用する。

5）えんどう

エンドウ属の一年生草本。乾物では炭水化物が約60％を占め，主成分はでん粉である。たんぱく質は約18％で主にグロブリンのレグミンからなるが，アミノ酸バランスはあずきより良い。脂質は約2％。種皮が緑の「青えんどう」はカロテノイドが多く，煮豆，うぐいすあん，フライビーンズ等に，赤い種皮の「赤えんどう」は豆大福の豆やみつ豆の豆として用いられる。

野菜として扱われる未熟なさやえんどう，グリンピース，スナップえんどう（スナックえんどう）にはカロテン，葉酸，ビタミンC，カリウムが多い。

6）そらまめ（蚕豆，空豆，天豆）

ソラマメ属の1～2年生草本。乾物中に炭水化物が約56％，たんぱく質が約26％で，炭水化物の主体はでん粉である。アミノ酸は，シスチン，メチオニン，トリプトファンが少なく，アミノ酸スコアは75である。フライビーンズ，甘納豆，しょうゆ豆，豆板醤<ruby>豆板醤<rt>とうばんじゃん</rt></ruby>等の原料になる。

また，未熟なそらまめは，つまみや料理に用いるが，これにはカロテンやビタミンCのほかにカリウム，鉄，銅等の無機質が多い。ドーパを含むため，酸化酵素の作用により黒変する。

7）ささげ（大角豆）

ササゲ属の草本で，大部分は一年生である。

あずきと似ているが，豆の端がやや角ばっていることから「大角豆」ともいわれる。あずきに比べて<ruby>臍<rt>へそ</rt></ruby>が短く，周りに黒い縁取りがあるのが特徴である。一般に赤飯には皮が丈夫で胴割れしにくいささげを用いることが多い。

一般成分と，無機質・ビタミン含量は表2-13，表2-16に示した。

8）りょくとう（緑豆，あおあずき）

ササゲ属の一年生草本である。中国でははるさめの原料として，日本ではおもにもやしの栽培に用いられる。一般にはるさめには，じゃがいもやさつまいものでん粉を用いるが，りょくとうでん粉を原料にしたものは「りょくとうはるさめ」として区別されている。りょくとうは炭水化物としてでん粉のほかに，キシロース，アラビノース，ガラクトース，ウロン酸等からなるヘミセルロースを約3％含んでいる。これらはペントサン，ガラクタン等とともに粘性を示すので，「りょくとうはるさめ」は煮崩れしにくい。

また，子実はビタミンCを含まないが，「りょくとうもやし」はビタミンCを含む。

9）その他

a　ひよこまめ（ガルバンゾー・くりまめ）

ヒヨコマメ属の一年生草本。インドから北アフリカにかけて多く栽培されており，インドで豆といえばこの豆をさす。豆の臍（へそ）の近くにくちばし様の突起があり，ひよこに似ていることからこの名がついた。食感はくりに似ている。

カレー，煮込み料理，煮豆，炒り豆，スープ，フライビーンズとして利用される。

b　レンズまめ（ひらまめ）

ヒラマメ属の一年生草本。アメリカ，ブラジル，アルゼンチン等から輸入される。

消化が良いので病人食や乳児食に適している。スープのほか，穀類の粉と合わせてケーキ等に用いられる。

4　種実類

（1）はじめに

種実類とは，植物の種子または仁（胚・胚乳）の中で食用にするものをいい，ごま（胡麻）・あさの実（麻の実）等の種子類（seeds）と果皮が硬くなったくり（栗）・くるみ（胡桃）等の堅果類（nuts）に分類される。

成分の特徴からは① 水分・炭水化物（でん粉）が比較的多いもの〔くり，ぎんなん（銀杏），はす，とちの実（栃の実）等〕と，② たんぱく質・脂肪が多いもの（アーモンド，くるみ，ごま）等に分けられる。これら種実類の成分を表2-18に示した。

種実類は不飽和脂肪酸が多くコレステロールをほとんど含まない。また無機質が多く，その供給源ともなっている。種子類のおもな脂肪酸組成は表2-19に示した。

なお，らっかせい（落花生）は豆類の節（p.36 参照）に記した。

（2）おもな種実類

●水分・炭水化物が比較的多い種実類

1）くり（栗）

ブナ科クリ属の落葉高木の種実。イガ（果托（かたく））の中に通常1～3個の堅果（くりの実）が存在し，堅い鬼皮と渋皮をもつ。日本栗，中国栗，ヨーロッパ栗，アメリカ栗等がある。日本栗は小粒種の柴栗を改良したもので，渋皮は離れにくいが丹波栗等のように大粒で，茹でたり，焙煎したり，甘露煮，マロングラッセ等に用いられる。中国栗は，焼き栗として天津甘栗等の名称で市販されており，日本栗より小粒であるが甘味が強く，渋皮も離れやすい。ヨーロッパ栗は地中海諸国で栽培され，中粒で渋皮は離れやすく，主に焼き栗やマロングラッセ等の製菓原料に利用される。

日本栗の水分は約59％。炭水化物は約37％で主成分はでん粉であるが，スクロー

表2-18　おもな種実類の成分　　　　　　　　　　　　　　(g/100 g)

| | 水分 | たんぱく質[1] | 脂質[2] | 炭水化物 | | 灰分 |
				利用可能炭水化物[3]	食物繊維総量	
日本ぐり　生	58.8	2.4	(0.4)	33.5	4.2	1.0
ぎんなん　生	57.4	4.2	1.3	33.4	1.6	1.5
はす　未熟, 生	77.5	(5.8)	0.4	(13.2)	2.6	1.2
はす　成熟, 乾	11.2	(18.0)	1.6	52.1	10.3	3.9
しい　生	37.3	(2.6)	(0.8)	－	3.3	1.1
アーモンド　乾	4.7	18.7	51.9	5.5	10.1	3.0
えごま　乾	5.6	16.9	40.6	2.5	20.8	3.9
カシューナッツ　フライ, 味付け	3.2	19.3	47.9	(18.6)	6.7	2.7
くるみ　いり	3.1	13.4	70.5	2.8	7.5	1.8
ココナッツ　ココナッツパウダー	2.5	(5.6)	(64.3)	(6.4)	14.1	1.9
ごま　乾	4.7	19.3	53.0	1.0	10.8	5.2
ピスタチオ　いり, 味付け	2.2	16.2	55.9	(8.2)	9.2	3.4
まつ　生	2.5	(14.5)	55.0	(4.0)	4.1	2.9

注　：1) アミノ酸組成によるたんぱく質の値を記載
　　　2) 脂肪酸のトリアシルグリセロール当量の値を記載
　　　3) 利用可能炭水化物（単糖当量）の値を記載
資料：文部科学省科学技術学術審議会・資源調査分科会『日本食品標準成分表（八訂）増補 2023 年』2023 年

スも含む。たんぱく質と脂質は少なく，ビタミン C は 33 mg/100 g と多い。栗果肉の黄色はカロテノイド系色素によるもので 50 μg/100 g 含まれている。

　また，渋皮にはタンニン（ポリフェノール）が多く，褐変の原因となる。

　近年，切りこみを入れて加熱するときれいに渋皮が離れる「ぽろたん」という新品種が開発された。これは，実が 30 g 程度と大きく，粉質で黄色みを帯び，甘味が強く食味も良好な早生の日本栗である。

　2）ぎんなん（銀杏）

　イチョウ科イチョウ属の落葉高木の雌株にできる種実で，堅い内種皮の中の軟らかい胚乳（仁）を食用とする。水分は約 57 %，炭水化物約 35 %のうちでん粉が主成分であり，たんぱく質は約 4 %，脂質は少ない。β-カロテン当量 290 μg/100 g，ビタミン C 23 mg/100 g と他の種実類に比べて高い。

　3）はすの実（蓮の実）

　スイレン科ハス属の多年生草本。沼地に自生または栽培され，種子と根茎（れんこん）が食用とされる。緑色の未熟種子は甘みがあり，皮を除いて食用とする。暗黒色の完熟種子は茹でた後，堅い殻と薄皮を除いて，中国料理や砂糖漬に用いる。

　4）その他

　しい（ブナ科クリカシ属常緑高木），とち（トチノキ科トチノキ属落葉高木）の実は，

表2-19　おもな種実類の脂肪酸組成

（g/ 総脂肪酸 100 g）

	パルミチン酸 16：0	オレイン酸* 18：1 (n-9)	リノール酸 18：2 (n-6)	α-リノレン酸 18：3 (n-3)
日本ぐり　ゆで	21.1	10.5	52.5	12.4
ぎんなん　生	9.7	34.2	45.1	2.9
はす　未熟，生	22.9	9.3	54.1	6.2
はす　成熟，乾	19.9	11.9	53.2	4.5
アーモンド　乾	6.4	66.9	24.4	Tr
えごま　乾	5.9	16.8	13.2	61.1
カシューナッツ フライ，味付け	10.5	59.8	17.5	0.2
くるみ　いり	7.0	14.9	61.3	13.3
ごま　乾	8.8	38.4	45.6	0.3
ピスタチオ いり，味付け	10.1	56.3	30.3	0.4
マカダミアナッツ いり，味付け	9.1	57.5	2.0	0.1
まつ　生	5.2	26.3	45.8	0.2

注　：＊18：1：オレイン酸（n-9），シス-バクセン酸（n-7）の合計（区別なし）の値としている。
資料：文部科学省科学技術学術審議会・資源調査分科会『日本食品標準成分表（八訂）増補2023年　脂肪酸成分表編』2023年

炭水化物が多く，たんぱく質，脂質は少ない。しいの実（椎の実）は粉にして，とちの実は蒸してもち等に加工する。

●たんぱく質・脂肪が多い種実類

1）アーモンド

バラ科サクラ属の落葉高木の種実。果実の核内の仁を食用とする。スイート種はナッツとして丸粒・スライス・粉末等のさまざまな形で製菓材料として用いられる。ビター種はアーモンドエッセンス・リキュールに用いることが多い。

乾物中に脂質約52％，たんぱく質約20％，利用可能炭水化物は約6％，食物繊維を約10％含む。カリウム，カルシウム，鉄，ビタミン B_2，Eが多い。

2）くるみ（胡桃）

クルミ科クルミ属の落葉高木にできる実の仁の部分を食用とする。イラン，中国，日本，北米原産で，約20種類あるといわれ，このうち日本にはオニグルミとヒメグルミが自生している。長野県が国内生産量の約6割を占めている。

1粒10〜20gで，くるみ（炒り）の脂質は約70％，不飽和脂肪酸が多い。たんぱく質約15％，利用可能炭水化物約3％，食物繊維は7.5％である。

一方，くるみはアレルギー表示が義務化されている8品目の1つである。

3）ごま（胡麻）

ゴマ科の一年生草本の種子。起源はアフリカのサバンナ地方。紀元前3000年頃から栽培された。日本には縄文時代に中国から伝わったといわれている。

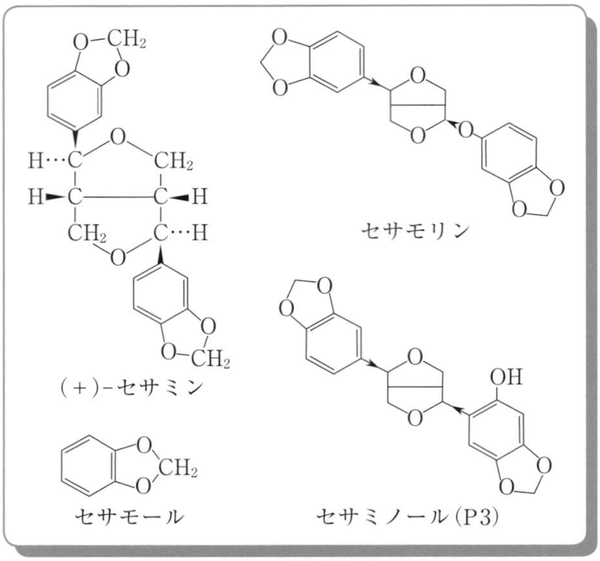

図2-18　ごまのリグナン類

種皮の色により，黒ごま，白ごま，茶ごま，金ごまがある。

乾物中に脂質が約53％と多くごま油の原料となる。脂肪酸はリノール酸46％，オレイン酸38％，パルミチン酸9％を含む。たんぱく質約20％，炭水化物約12％を含むほか，カルシウムが100g当たり1,200mg，リン540mg，鉄が9.6mgと多い。ビタミンEは，γ-トコフェロールを22mg含む。さらにゴマリグナンというごま特有の抗酸化成分を含むことから，強い抗酸化性を示す。ゴマリグナンの主成分はセサミンで，その他セサモリン，セサミノール，セサモール等からなる（図2-18）。

ごまは炒った後，切りごま，すりごまや，ペースト状にして用いられる。

4）えごま（荏胡麻）

シソ科の一年生草本の種子。インド・中国等が原産。日本では縄文時代前期から栽培されていたといわれる。主に東北，長野，岐阜，北海道等で栽培されてきた。採油原料として用いるほか，和え物，もち，パン，菓子等に用いられる。脂質が多く α-リノレン酸に富み（61％），抗酸化作用，抗アレルギー作用等優れた機能性を示すことが知られているが，えごまの圧搾油は加熱すると，劣化しやすいため，揚げ物等には不向きである。

5）ココナッツ

ヤシ科のココヤシの果肉の白い胚乳を乾燥したものをコプラというが，これを細切りや粉末にしたものがココナッツであり，製菓や料理に用いられる。脂質は約64％，たんぱく質約6％，利用可能炭水化物約6％，食物繊維約14％である。

6）カシューナッツ

ウルシ科アナカルディウム属常緑高木の種子で果実の先端（外側）にできる。南米原産。日本にはインド，ブラジル等から輸入される。フライにしたものは菓子やつま

みに用いられ，脂質約 48 %，利用可能炭水化物約 19 %，食物繊維約 7 %，たんぱく質約 20 %を含む。

7）ピスタチオ

ウルシ科ピスタキア属落葉小高木の種子。地中海，西アジア原産。主にイタリア，イラン，ギリシャで栽培される。炒ったものには脂質約 56 %，利用可能炭水化物約 8 %，食物繊維約 9 %，たんぱく質は約 16%含まれる。つまみや製菓材料として用いられる。

8）その他

ヘーゼルナッツ，マカダミアナッツ，ペカンには脂質が多い。炒ったものは製菓材料，つまみとして用いられる。

まつの実は脂質・たんぱく質が多い。炒って，剥皮し，中国料理等に用いる。

けしの実（芥子の実）は炒って，パンや菓子等に用いる。

5 野菜類

（1）はじめに

野菜は，生食または調理して，副菜として利用されている草本作物の総称である。野生する山菜も含まれるが，おもに栽培されたものが利用されている。世界の食用作物の半分に当たる約 450 種が野菜として利用されているともいわれ，日本では 140 種ほどが栽培されている。

（2）分類・種類

一般に，野菜は利用部位によって分類されることが多いが，野菜に含まれる成分に着目したものや，アブラナ科，ナス科等の植物学的系統で分類することもある。緑黄色野菜とされているものは，原則として可食部 100 g 当たりカロテン含量が 600 µg 以上のものをいい，それ未満であってもトマトやピーマン等は，摂取量や摂取頻度を考慮して緑黄色野菜として扱われている。野菜の利用部位による分類を表 2-20 に示した。

（3）生産と消費

野菜は比較的自給率の高い食品であり，ハウス栽培等の発達により周年生産が可能になった野菜もある。また，食生活の多様化に伴ってサラダ用の新しい野菜の導入も増えている。最近では，地産地消や健康志向を背景に，各地域の伝統野菜の生産も注目されている。

野菜は収穫後も水分の蒸散や呼吸により鮮度が低下する。このため低温で貯蔵されるが，果菜類（きゅうり，ピーマン，トマト等）では過度の冷却により組織の軟化，追

表2-20　野菜類の分類

種　類	野　菜	備　考
葉茎菜類	（葉菜類） キャベツ，きょうな，こまつな，しそ， しゅんぎく，チンゲンサイ，ねぎ，にら， はくさい，パセリ，ほうれんそう，みつば， レタス，わけぎ	おもに葉を食用とする。 緑黄色野菜の大部分が含まれる。 アブラナ科が多い。
	（茎菜類） アスパラガス，かいわれだいこん， セロリー，たけのこ，たまねぎ，にんにく， ふき，もやし，らっきょう	おもに茎，りん茎を食用とする。 ユリ科が多い。
根菜類	かぶ，ごぼう，しょうが，だいこん， にんじん，れんこん	根，地下茎を食用とする。 アブラナ科，セリ科等。
果菜類	かぼちゃ，さやいんげん，えだまめ， さやえんどう，きゅうり，スイートコーン， とうがらし，トマト，なす，ピーマン	果実を食用とする。 ウリ科，ナス科等。
花菜類	アーティチョーク，カリフラワー，なばな， ブロッコリー	花蕾，花托を食用とする。 アブラナ科等。

熟不良，褐変，ピッティング（表皮の部分的凹み）等の低温障害を引き起こすので注意が必要である。また，新鮮な状態を保つために，CA貯蔵（酸素濃度を下げ，二酸化炭素濃度を上げることで呼吸量を減少させる貯蔵法）も行われている。呼吸作用は葉茎菜類が最も大きく，ついで果菜類で，根菜類が最も小さい。葉茎菜類でもほうれんそうやアスパラガスでは大きいが，結球性のキャベツでは小さい。

　野菜は漬物，水煮野菜，カット野菜，冷凍野菜等にも加工利用されている。

▌（4）成分・機能

　一般に水分が多く，たんぱく質，炭水化物，脂質（0.1〜0.5％程度できわめて少ない）の含量は少ないが，無機質，ビタミン，食物繊維の給源として重要である。一方，葉物野菜には硝酸イオンが含まれ，亜硝酸イオンやN-ニトロソ化合物生成の要因ともなる。

1）水　分

　一般的な野菜の水分含量は90〜95％と多いが，根菜類では水分含量が少なく，その分，炭水化物が多く含まれる。水分は，収穫後，そのまま放置するとしだいに蒸散して減少するため，品質の低下につながる。

2）たんぱく質

　未熟な豆類では10％前後のものもみられるが，一般的に野菜のたんぱく質含量は低く0.5〜4％程度である。うま味に関わるグルタミン酸やアスパラギン酸等の遊離アミノ酸も多く，全窒素の30％以上に及ぶものもある。また，葉菜類や根菜類には硝酸体窒素を多く含むことがある。このため，日本食品標準成分表2020年版（八訂）では全窒素量を定量した後，別に定量した硝酸態窒素を差し引いてからたんぱく質量を算出している。

3）炭水化物（食物繊維）

炭水化物の含量は多くの野菜で5％以下であるが，にんじん，ごぼう，れんこん，かぼちゃ等では7～18％に達する。葉菜類や花菜類にはでん粉はほとんど含まれず，グルコースやフルクトース等の単糖類，スクロース等の二糖類が多い。

一方，野菜は食物繊維の含量が高く，水溶性食物繊維としてペクチン，不溶性食物繊維としてセルロース，ヘミセルロースが含まれている。また，ごぼうにはフルクトースの多糖類であるイヌリンが含まれる。水溶性と不溶性の比率は野菜によって異なるが，一般に水溶性より不溶性の方が多く含まれる（表2-21）。

4）無機質

無機質は0.5～1.5％程度含まれる。一般にカリウムが多く，次いでカルシウム，リン，マグネシウム，鉄等を含む。葉菜類ではカルシウム，鉄が多く，根菜類にはマグネシウムが比較的多い。カルシウムとリンの含有比はカルシウムの吸収に影響を与えるが，穀類や豆類に比べてその比はバランスが良い。また，ほうれんそうやたけのこ等にはシュウ酸が含まれ，カルシウムの吸収を阻害する要因ともなる。おもな野菜のカルシウムと鉄の含量を表2-22に示した。

5）ビタミン

プロビタミンAであるカロテン，ビタミンB_1，B_2，C，K（フィロキノン，K_1），葉酸等が含まれる。表2-23におもな野菜のβ-カロテン含量を，表2-24にビタミンC含量を示した。緑黄色野菜はビタミンAとCの主要な給源として重要であり，ビタミンKの含量も高い。プロビタミンAとしてはβ-カロテンが多いが，にんじんではα-カロテンが比較的多く含まれる。また，葉菜類には葉酸が多く含まれるが，グルタミン酸が複数結合したプテロイル（ポリ）グルタミン酸として存在する。調理の際，野菜のビタミンCは熱により破壊されるが，ゆで汁への溶出も加わって損失量が増える。β-カロテンは耐熱性，水不溶性であり，ほうれんそう等では生よりも茹でた方が見かけ上の含量が高くなる。

6）嗜好成分

色素成分では，緑黄色野菜に脂溶性のクロロフィルやカロテノイドが含まれている。水溶性では，アントシアニン（赤，青，紫色），フラボノイド（無色・淡黄色）が含まれる。アントシアニンは，中性では紫色であるがアルカリ性では青紫色，酸性では赤色に変色する。これらは金属イオンとキレート化合物を形成して色が安定化することから，なすの漬物等に鉄くぎ，みょうばん〔$AlK(SO_4)_2 \cdot 12H_2O$〕を入れることがある。

香気成分では，アルコール類，アルデヒド類のほか，アリシン等の揮発性の含硫化合物も含まれる。にんにくでは酵素システインスルホキシドリアーゼ（アリイナーゼともよばれる）の作用によって，前駆体であるアリインからアリシンを生じる。

呈味成分としては，糖類，有機酸（クエン酸やリンゴ酸等），遊離アミノ酸（グルタミン酸やアスパラギン酸等）がおもなものである。だいこんやわさびは，すりおろして

表2-21　おもな野菜の食物繊維含量　　　　（g/100 g）

野菜名	水溶性	不溶性	総　量
らっきょう	18.6	2.1	20.7
切干しだいこん	5.2	16.1	21.3
ごぼう	2.3	3.4	5.7
めキャベツ	1.4	4.1	5.5
ゆりね	3.3	2.1	5.4
ブロッコリー	0.9	4.3	5.1
西洋かぼちゃ	0.9	2.6	3.5
カリフラワー	0.4	2.5	2.9
葉ねぎ	0.3	2.9	3.2
日本かぼちゃ	0.7	2.1	2.8
たけのこ	0.3	2.5	2.8
ほうれんそう	0.7	2.1	2.8
にんじん	0.7	2.1	2.8

資料：文部科学省科学技術・学術審議会資源調査分科会『日本食品標準成分表（八訂）増補2023年　炭水化物成分表編』2023年

表2-22　おもな野菜のカルシウムと鉄の含量　　　（mg/100 g）

野菜名	Ca	野菜名	Fe
パセリ	290	パセリ	7.5
だいこん（葉）	260	だいこん（葉）	3.1
かぶ（葉）	250	こまつな	2.8
ケール	220	サラダな	2.4
こまつな	170	からしな	2.2
和種なばな（花らい・茎）	160	ほうれんそう	2.0
しゅんぎく	120	サニーレタス	1.8
チンゲンサイ	100	しゅんぎく	1.7
葉ねぎ	80	チンゲンサイ	1.1
ほうれんそう	49	葉ねぎ	1.0

資料：文部科学省科学技術・学術審議会資源調査分科会『日本食品標準成分表（八訂）増補2023年』2023年

表2-23　おもな野菜のβ-カロテン含量　　　　（μg/100 g）

野菜名	β-カロテン
しそ，モロヘイヤ	10,000～
にんじん，パセリ	5,000～9,999
しゅんぎく，ほうれんそう，だいこん（葉），にら，こまつな	3,000～4,999
ケール，かぶ（葉），西洋かぼちゃ，からしな，クレソン，なばな，チンゲンサイ　かいわれだいこん，みずな	1,000～2,999

資料：文部科学省科学技術・学術審議会資源調査分科会『日本食品標準成分表（八訂）増補2023年』2023年

表2-24　おもな野菜のビタミンC含量　　　　(mg/100 g)

野菜名	ビタミンC
トマピー，赤ピーマン，黄ピーマン，めキャベツ	150〜200
とうがらし（果実），なばな，パセリ，ブロッコリー	100〜149
かぶ（葉），カリフラワー，ケール，すぐきな，にがうり，青ピーマン，ホースラディシュ	70〜99
からしな，さやえんどう，たかな，みずな，だいこん（葉），かいわれだいこん，西洋かぼちゃ，のざわな，れんこん	40〜69

資料：文部科学省科学技術・学術審議会資源調査分科会『日本食品標準成分表（八訂）増補2023年』2023年

組織を破壊すると，酵素ミロシナーゼの作用によりシニグリンからアリルイソチオシアナート（アリル辛子油）を生じ，辛味を呈する。

7）機能・その他

　ごぼうやなす等，野菜にはポリフェノール化合物を多く含むものがあり，酸素と酵素ポリフェノールオキシダーゼの作用によって酵素的褐変を引き起こす。塩水や酢水に浸けて酵素活性を抑制したり，ブランチング処理によって酵素を失活させることができる。また，わらびやぜんまいにはビタミンB_1分解酵素，チアミナーゼが，にんじん，かぼちゃ，きゅうりにはアスコルビン酸酸化酵素，アスコルビナーゼが含まれる。

　野菜には多くの機能性成分が含まれている。カロテノイド類（β-カロテンやリコペン等），ポリフェノール類（アントシアニンやフラボノイド等），ビタミンCは抗酸化作用を示す。これらには抗変異原性を示すものもあり，がん等の疾病予防にも効果のあることが知られている。また，食物繊維やオリゴ糖類は，腸内細菌叢の改善や血清コレステロールの低下作用を示す。キャベツやブロッコリー等のアブラナ科野菜に含まれるSMCS（S-メチルシステインスルホキシド，$HOOC-CHNH_2-CH_2-SOCH_3$）にも血清コレステロール低下作用が認められている。

■（5）おもな野菜類

●葉茎菜類

1）キャベツ（アブラナ科）

　別名，甘藍（かんらん）ともよばれる。周年栽培されているが，春播き栽培（8〜10月収穫）は高冷地での栽培が多い。葉は肉厚で，組織が丈夫なわりに軟らかい。種類は多く，結球するキャベツには，普通のキャベツ，グリーンボール，レッドキャベツのほか，めキャベツ，コールラビ等があり，結球しないものにはケールがある。めキャベツやレッドキャベツはビタミンCが多い。ケールはビタミンC，カロテン含量ともに高く，健康志向を背景に青汁用として消費が拡大している。あくの成分はほとんどなく，うま味と甘味が強い。遊離アミノ酸の中ではグルタミン酸が多く，糖類は冬〜春に含量が高まる傾向にある。キャベツの香気は，含硫化合物（ジメチルスルフィド，

H_3C-S-CH_3 等）を主成分としている。また，キャベツには胃腸障害に有効な S-メチルメチオニン（メチルスルホニウムメチオニン，HOOC-$CHNH_2$-CH_2-CH_2-$S^+$$(CH_3)_2$，ビタミン U）が含まれている。

2）はくさい（アブラナ科）

結球，半結球，不結球の 3 種類があるが，一般には結球種をはくさいとよんでおり，野菜類の中でも生産量が多い。葉は肉厚で，組織が硬いので生食よりは炒め物や鍋物等の加熱調理の材料として応用範囲が広い。味は淡白で，水分と炭水化物を除いて各成分値は低いが，キムチではビタミン類の含量が増す。

3）ほうれんそう（アカザ科）

東洋種と西洋種に大別されるが，最近は，これらの交配種（一代雑種）の栽培が多い。東洋種は葉肉が薄く，西洋種に比べてあくが少ない。代表的な緑黄色野菜であり，カロテン，ビタミン C，ビタミン K が比較的多く含まれる。ビタミン C は季節変動が大きく，日本食品標準成分表（八訂）増補 2023 年では，夏採り（20 mg/100 g）よりも冬採り（60 mg/100 g）の方がビタミン C が多いとされている。また，カリウム，カルシウム，鉄も含まれており，無機質の良い給源でもある。一方，ほうれんそうには，えぐ味やあくの原因になるシュウ酸や硝酸イオンも含まれる。調理の際には，茹でてこれらを流出させることが必要である。

4）レタス（キク科）

結球種のレタス（玉ちしゃ），半結球種のコスレタス（立ちちしゃ）やサラダな，不結球種で緑色のリーフレタス（ちりめんちしゃ），赤紫色のサニーレタス（赤ちりめんちしゃ）等に大別される。葉の組織が軟らかく，歯切れもよく，特有の香りを生かしてサラダに利用される。レタス類は種類が多く，成分に差がみられる。緑葉の多いリーフレタスは，レタスと比べてカロテンが約 10 倍，ビタミン C が約 4 倍多く含まれる。レタスに含まれるポリフェノール化合物は褐変の原因となる。

5）ねぎ（ユリ科）

ねぎは，各地に独特の品種が分化しているが，一般に葉鞘部の基部に土寄せして栽培した根深ねぎ（白ねぎ），土寄せせずに栽培した葉ねぎ（青ねぎ）に大別できる。白色部分の多い根深ねぎと緑葉部分の多い葉ねぎでは成分組成が異なり，ビタミン類（カロテン，ビタミン C，葉酸）や無機質（カルシウム，鉄等）は葉ねぎに多い。ねぎは特有の香気を示す。これは，にんにくやたまねぎと同様に含硫化合物が原因であるが，強い香りではなくめん類や鍋物の薬味としても利用される。わけぎは，ねぎとたまねぎの雑種である。形態はねぎに似ており，成分も葉ねぎに近い。

6）アスパラガス（ユリ科）

栽培の際，土寄せせずに伸長した若茎を収穫する濃緑色のグリーンアスパラガス，土寄せして若茎が地上部に出る前に収穫する白色のホワイトアスパラガスがある。鮮度低下が早く，硬くなり，苦味が増す。成分では遊離アミノ酸が多く，特に，アスパラギンが半分近くを占めるのが特徴である。β-カロテンはグリーンアスパラガスに

多く含まれ（380 µg/100 g），緑黄色野菜に加えられる。また，フラボノイド色素のルチンも含まれる。ホワイトアスパラガスにはサポニンに起因する苦味がある。

7）たまねぎ（ユリ科）

りん茎を食用とする。辛味によって甘たまねぎと辛たまねぎに大別される。日本では辛たまねぎが大半を占め，香味野菜として利用される。成分では炭水化物が比較的多く，遊離アミノ酸ではアルギニンとグルタミンが多く含まれる。たまねぎ特有の香気成分はジプロピルジスルフィド（$H_3C-H_2C-H_2C-S-S-CH_2-CH_2-CH_3$）等の含硫化合物である（図2-19）。チオプロパナール-S-オキシド（$CH_3-CH_2-CH=SO$）は催涙性因子としても働く。これらは，酵素（リアーゼ）作用により前駆体より生成されたアリシン類縁化合物が分解されたものである。含硫化合物は加熱によりメルカプタン（チオール，-SH）類を生成するが，プロピルメルカプタン（$CH_3-CH_2-CH_2-SH$）はショ糖（スクロース）の約50倍の甘味を有する。色素成分のケルセチン（フラボノイド系）には血圧降下作用があるとされる。

8）たけのこ（イネ科）

食用とするのは，主として孟宗竹である。掘りたては軟らかいが，時間の経過とともにえぐ味が強くなり，硬くなる。成長中の幼植物の特徴として，グルタミン酸，ロイシン，アスパラギン酸等の遊離アミノ酸や還元糖を多く含んでおり，うま味が強い。えぐ味はチロシンが酸化したホモゲンチジン酸と，シュウ酸に起因し，こめのとぎ汁等で茹でると溶出除去できる。たけのこの水煮缶詰の白濁は，析出したチロシンを主成分とする。しなちく（メンマ）は，主として中国産の麻竹を茹で，乳酸発酵させてから天日乾燥したものである。

9）セロリー（セリ科）

別名，オランダみつばともよばれる。肥大した茎を食用とする。葉柄の色により分類されるが，日本では緑色種や中間種が栽培されている。カリウムを除いて各成分値は低いが，歯切れのよい肉質と香気が好まれる。特有の香りは，アピイン，セダノライド等による。

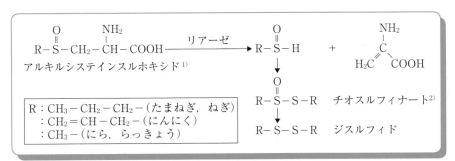

図2-19　含硫化合物の生成
注：にんにくでは，1）アリイン，2）アリシン

10) にら（ユリ科）

中国では最も古い野菜の1つである。葉にらだけでなく、日光を遮って栽培し、黄化させた黄にら、花にら（花茎）もある。成分では、無機質、カロテンに富む。ネギ属特有の含硫化合物による複合的な香気があり、香味野菜として肉のうま味とよく調和する。

11) にんにく（ユリ科）

一般にりん茎を食するが、茎にんにく（にんにくの芽）や葉にんにくのように花茎や葉も食する。成分では、ビタミン類（ビタミンB_1、B_2等）や無機質（カリウム、亜鉛等）を多く含む。香気・辛味成分は、アリシンや硫化アリル（アリルジスルフィド）類である。生ですりつぶすと、急速にアリシンが生成して臭気が強くなるため、香辛料として用いるには好適である。アリシンは、ビタミンB_1と結合するとアリチアミンを生成し、ビタミンB_1の吸収率が高まる。無臭にんにくといわれるものは、にんにくとは別種である。

12) その他

しそ（シソ科）は青じそと赤じそに大別される。赤じその色はシソニンで、酸性では鮮やかな赤紫色になることから梅干しに利用される。カロテン、無機質に富む。特有の香気はアルデヒド類である。

しゅんぎく（キク科）は菊菜ともよばれ、独特の香気（α-ピネン、ベンズアルデヒド等）が好まれる。カロテン、葉酸、無機質に富む。

モロヘイヤ（シナノキ科）はエジプトから導入された。葉を食用とし、刻むと粘り気がでる。カロテン、ビタミン類、無機質、食物繊維に富む。

●根菜類

1) だいこん（アブラナ科）

別名、すずしろともいい、春の七草の一つに数えられる。日本で一番生産量の多い野菜である。地域ごとに独自の品種が発達していたが、現在では品種の単純化が進んでおり、白首種に比べて青首種の方が多い。おもな品種群として、青首種の代表とされる宮重、白首種のみの早生（たくあんに用いられる）のほか、長大な練馬、球形をした聖護院や桜島（図2-20）、細くて1m以上にも伸びる守口（守口漬に用いられる）等がある。だいこんの品質低下によってみられる現象には、肌がコルク質であったりはがれている、断面に放射状の白い線が入っている、中にすが入っている等があげられる。成分では、ビタミンC（葉・生53mg/100g、根・皮つき・生12mg/100g）、カリウムを多く含むが、葉には根より多くの成分が含まれ、カロテン、カルシウム、鉄等も豊富である。だいこんに特徴的な辛味成分はイソチオシアナート類である。これは香気成分でもあるが、放置すると消失してメチルメルカプタン等を生じる。辛味成分は先端部（尾部）や皮付近ほど多く含まれる。だいこんにはアミラーゼ（ジアスターゼ）やオキシダーゼ等の酵素も含まれており、オキシダーゼは焼き魚のこげに含まれる発がん物質を分解するといわれている。だいこんの加工用途としては、漬物、刺身

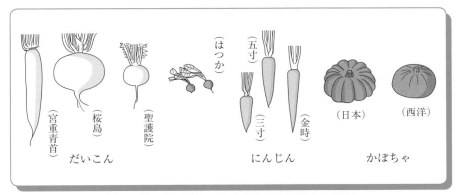

図2-20　だいこん，にんじん，かぼちゃの種類

のつま，サラダのほか，天日乾燥させて水分を約9％にした切干しだいこんがあげられる。赤色球形種のはつかだいこん（ラディッシュ）も植物学的にはだいこんと同一種であり，その赤色はアントシアニンである。

2）かぶ（アブラナ科）

主として肥大した根部を食するが，こまつな，すぐきな，のざわな，たかな，みずな等のように茎葉の利用が主体のものもある。長かぶ，大かぶ，中かぶ，赤かぶ等，各地に形，色，大きさの異なるさまざまな品種が分化しているが，全国的に栽培されているのは小かぶ（金町系）である。大かぶ（聖護院系）は京都を中心に関西地方に栽培が多く，千枚漬にも用いられている。品質の低下により葉が黄化したり，つけ根が青緑色に変色する，根部が割れる等の現象がみられる。成分はだいこんと類似しているが，だいこんより甘味と特有の芳香がある。また，葉と根部では成分に大きな差がみられる。赤かぶの色素はアントシアニンである。

3）にんじん（セリ科）

代表的な緑黄色野菜で，東洋系（長根種で赤色の金時にんじん等）に比べて西洋系（太く短く，橙赤色。長さによって三寸型，五寸型等）が主である（図2-20）。色が濃く，表皮がなめらかで，芯の細いものが良質とされる。成分では，β-カロテンが多い（β-カロテン当量では根・皮つき・生8,600 μg/100 g）が，ビタミンCは少ない（根・皮つき・生6 mg/100 g）。金時にんじんではリコペンも含まれる。また，糖類はショ糖（スクロース）が主体で甘味が強い。にんじんはアスコルビン酸酸化酵素を含むため，生でだいこんおろしに加えるとビタミンCの酸化が促進される。葉を利用する葉にんじんではビタミンC（22 mg/100 g）や鉄が多い。

4）ごぼう（キク科）

野菜としての栽培は日本のみで，主流の長大な品種（滝野川群）と局地的で短太な品種（堀川ごぼう）がある。太すぎて，すが入っているものは品質が良くない。成分では炭水化物が主であり，イヌリン，セルロース，リグニン等の不溶性食物繊維が豊富である。えぐ味はクロロゲン酸とカテキン類によるが，酵素によって酸化されるこ

とにより褐変する。

5）れんこん（スイレン科）

はすの肥大した地下茎を食用にする。でん粉を主とする炭水化物が多い。また，粘質物としてガラクトースの多糖類等を含むために糸を引きやすい。ポリフェノール化合物も存在し，酵素的褐変を生じやすいほかに，鉄イオンの存在により黒変化する。

●果菜類

1）かぼちゃ（ウリ科）

日本かぼちゃと西洋かぼちゃが主体であるが，ごく一部にペポかぼちゃが栽培されている。そうめんかぼちゃ（金糸瓜），ズッキーニはペポかぼちゃの一種である。日本かぼちゃは暗黒色の果皮に深い縦溝があり，果肉は水分が多く，粘質で煮物に適している（図2-20）。

一方，西洋かぼちゃは表面がなめらかな球形であり，果皮は橙色と緑色のものがある。果肉は水分が少なく，でん粉質で甘味が強い。西洋かぼちゃの方が炭水化物，カロテン，ビタミンC，E等を豊富に含み，カロテン含量は日本かぼちゃの約2倍である。

2）きゅうり（ウリ科）

世界中で栽培され，品種も多いが白棘（白いぼ），黒棘（黒いぼ）系に大別される。表面がなめらかで，緑色の鮮やかな，皮が薄い白棘系の生産が大半を占めている。最近では，品種改良により軟らかいいぼ無しきゅうりが生産されている。水分が非常に多く，カロテンが含まれていることを除けば成分的には乏しい。特有の香りは，スミレ葉アルデヒド（ノナジエナール），キュウリアルコール（ノナジエノール）が主体で，苦味はククルビタシンによる。

ククルビタシンは果梗部（頭部）に多いが，品種改良が進み，ほとんど苦味を感じないものが多い。漬物としての利用も多く，ピクルス用には果実の長さが極小型の専用種が用いられる。

3）トマト（ナス科）

きゅうりとともに果菜類の中の主要な野菜であり，緑黄色野菜として扱われる。欧米では加工用に赤色系品種が多く栽培されているが，日本では生食用の桃色系品種が好まれる。完熟型品種の桃太郎は糖度が高く，酸味とのバランスも良い。炭水化物としてグルコースやフルクトースが，遊離アミノ酸としてグルタミン酸，アスパラギン酸，γ-アミノ酪酸（GABA）のほか，核酸の5'-グアニル酸（GMP）も含まれており，甘味やうま味を呈する。酸味の主体はクエン酸である。カリウム，ビタミンCも比較的多い。色素成分はカロテノイドで，赤色はリコペンが，黄色はカロテンが主体である。リコペンは強い抗酸化作用を示すが，プロビタミンA活性はない。ミニトマトは普通トマトに比べて水分が少なく，炭水化物，ビタミンC，カロテン含量が高い。加工品としては丸ごと使った水煮缶詰（ホールトマト），果実を約3倍に濃縮したトマトピューレ（ソースやケチャップに利用される），ピューレをさらに濃縮したトマトペースト（トマトジュースに利用される）がある。

4）なす（ナス科）

果形（長形，卵形，球形），色（紫，白，緑）に変異がみられ，さまざまな品種が栽培されているが，果皮が黒紫色の長形なすが多く出回っている。種子が褐色になっているものは過熟である。成分的には乏しく，ビタミン，無機質もあまり含まれない。果皮やへたの黒紫色はアントシアニン類によるもので，ナスニンとヒヤシンが含まれる。あくが強く，ポリフェノール化合物の酸化による褐変も起こりやすいため，切り口がすぐに茶色く変色する。

5）ピーマン（ナス科）

とうがらしの甘味種である。甘とうがらしともよばれ，果皮を食用としている。ピーマンは未熟果では緑色で，完熟すると赤色や黄色になるが，通常は未熟果で収穫されている（青ピーマン）。炭水化物，カロテン，ビタミンC，Eを含むが，完熟果ではこれらの含量が増加する。カロテン含量は，赤，青，黄ピーマンの順に多く，ビタミンCは赤，黄，青ピーマンの順に多い。

6）とうがらし（ナス科）

辛味種（鷹の爪，八つ房，タバスコ等）は主として香辛料に用いられ，甘味種（パプリカ，ピーマン，ししとうがらし）は青果用として用いられる。辛味成分はカプサイシンであり，消化促進，食欲増進，血管拡張作用がある。果皮には色素としてカロテンやカプサンチンが含まれる。

7）にがうり（ウリ科）

にがうり（ゴーヤ）は独特の苦味があり，食用としての風味になっている。この苦味は，果皮に含まれるククルビタシンが主体である。ビタミンCが豊富に含まれている。

●花菜類

1）カリフラワー（アブラナ科）

別名，花椰菜ともよばれる。キャベツ類の仲間で，ブロッコリーから分化したとされる。花蕾を食用とし，その色は乳白色のほか，黄色や紫色のものもある。ビタミンCとカリウムが多く含まれる。繊維組織が少なく軟らかいが，あくは強い。

2）ブロッコリー（アブラナ科）

別名，芽花椰菜ともよばれる。キャベツ類の原型とされ，緑色の花蕾を食用とする。成分では，カロテン，ビタミンC，K，カルシウム，食物繊維が多く，緑黄色野菜である。葉酸も比較的多く含まれる。また，抗変異原性を示すスルフォラファン（イソチオシアナート類）を含んでいる。発芽数日後の芽がブロッコリー・スプラウトとしても市販されている。

3）なばな（アブラナ科）

市場では菜の花，花菜ともよばれ，黄色い花の蕾と若い葉や茎を食用とする。在来種の和種なたねが主として栽培されているが，一部に洋種なたねも栽培されている。緑黄色野菜の1つで，カロテン，ビタミンC，葉酸，カルシウム，鉄が多く含まれ

る。カルシウムや鉄は，和種なばなの方に多く含まれる。

●山　菜───────────────────────────────

　山野に自生する植物の葉や茎，実や根を食用とするもので，特有の風味を有するが，あく抜きを必要とするものもある。わらび，ぜんまい，たらのめ，ふきのとう，よもぎ，つくし，じゅんさい等がある。みつば，わさび，ふき，せり等は栽培もされている。

6 果実類

（1）はじめに

　果実は被子植物（図2-21）の子房が発育したものを真果，子房及びそれ以外の組織が果実を形成したものを偽果という。水分含量が多いのが特徴である。果実類は糖質，有機酸を含み，甘味，酸味のバランスがよく，また芳香性に富む生鮮嗜好食品である。栄養的には野菜類に次いでビタミンCが多く，その供給源となっている。

　果実は仁果類，準仁果類，核果類，漿果類（液果類），堅果類に分類される。また育成する場所の温度によって，温帯果樹，亜熱帯果樹，熱帯果樹等に分類される。

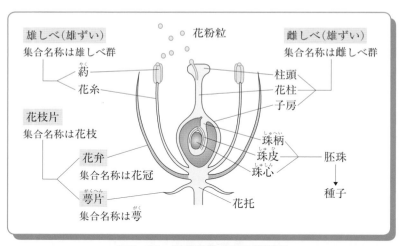

図2-21　被子植物の花の解剖図

（2）分類・種類

　1）仁果類

　花器の花床と花弁，がくの付着している部分とが肥大発達してできた偽果である。りんご，なし，マルメロ，びわ，かりん等がある。

　2）準仁果類

　果実は子房壁の肥大したもので，果皮と果肉からできている。種子が中心に集まっ

ているのが仁果と似ているので，準仁果類とよばれる。かんきつ類，かき等があり，種類が多い。

3) 核果類

石果ともよばれ，外の皮が外果皮，中果皮が果肉で，内果皮が硬い核となり，その中に種子がある。もも，すもも，あんず，うめ，さくらんぼ等がある。

4) 漿果類（液果類）

一果が一子房からなり，多肉果で果汁の多いものの総称である。果実は小さく，種子も小さい。ぶどう，ブルーベリー，きいちご，いちじく，ざくろ等がある。

5) 堅果類

外皮が非常に堅く肥大した子葉を食用とする。くり，ぎんなん，くるみ，アーモンド等である。食品成分表2020年版（八訂）では種実類として記載されている。

なお，いちご，メロン，すいか等は植物学的には本来野菜類に属するが，含有成分（おもに糖分）や食べ方が果実類に似ているため，果実類と同じように取り扱われている。農林水産省の「食料需給表」では果実的野菜として取り扱っている。

また，20℃以上の熱帯に生育する果実を熱帯果樹という。一般的に多肉質で水分が多い。パインアップル，アボカド，マンゴー，パパイヤ，バナナ，ココヤシ等がある。

（3）生産と消費

果実の需要は，生鮮果物は減少しているが加工業務用は増加する等で，全体では長期的に横ばいに推移している。2019（令和元）年の日本人の一人一日当たりの果実の摂取量は96.4 gであり，果物消費量は国際的にも低い水準となっている[7]。

（4）成分・機能

1) 水 分

果実の大部分は水分からなり，水分補給源となる。水分含量は，85～90％の果実が多いが，バナナ（75.4％）やアボカド（71.3％）は水分が少なく，でん粉含量や脂質含量が高い。

2) たんぱく質

ほとんどの果実は，たんぱく質含有量が100 g中1 g以下であるが，アボカドは100 g中2.1 gのたんぱく質を含んでおり，他の果実より多い。熱帯果実のパインアップル（ブロメライン），イチジク（フィシン），キウイフルーツ（アクチニジン），パパイア（パパイン）等はそれぞれかっこ内に示すたんぱく質分解酵素を含んでいる。

3) 脂 質

アボカド（17.5 g/100 g），オリーブ（15.0 g/100 g，塩漬・グリーンオリーブは15.0 g/100 g），ココナッツミルク（16.0 g/100 g）は多く含まれるが，その他の果実ではほとんど含まれない。

4）炭水化物

a　糖　質

果実の甘味はショ糖（スクロース），ブドウ糖（グルコース），果糖（フルクトース）からなり，また果実に多く含まれる中の果糖はα型，β型があり，β型は甘味度が高く，低温になるとβ型が増えることから，果糖の多い果実は冷やして食べると甘く感じる。

b　食物繊維

水溶性食物繊維のペクチン質，不溶性食物繊維のセルロースが主である。ペクチンは植物の細胞間隙を満たし，セルロースとともに細胞を保持している。

5）無機質

カリウムが多く，次いでカルシウム，リン，マグネシウムが含まれる。

6）ビタミン

果実類はビタミンCの供給源であり，特にかんきつ類やかき，いちごには多く含まれている（表2-25）。

7）嗜好成分

a　色素成分

果実は果皮ならびに果肉に特徴的な色をもつ（表2-26）。

① クロロフィル：未熟果皮の緑色の色素成分である。成熟に伴いクロロフィラーゼによって分解され退色し，赤色や黄色を呈するカロテノイドやアントシアニンの色素が増加して現れる。

② カロテノイド：黄色を呈するキサントフィルと，橙色のカロテンからなる。クリプトキサンチンは温州みかん，パパイア，かきに多く含まれる。またリコペンはトマトやすいかに含まれている。

③ アントシアニン：いちごやぶどうに含まれ，酸性では赤色，アルカリ性では青紫色に変化する。

④ フラボノイド：かんきつ類に多く含まれ，酸性では無色，アルカリ性では黄色を呈する。

b　香気成分

果実類は数十種から数百種の成分が混成して独特の香りをつくり出している。香気成分は色と同様に成熟を示す成分として重要である。おもに，エステル類，アルコール類，アルデヒド類，テルペン類等からなっている（表2-27）。

c　渋味・苦味成分

未熟の果実の渋味成分はいずれもタンニン質とよばれるポリフェノール成分で，カテキン，ガロカテキン，プロアントシアニジン等が主成分をなしているものが多い。また苦味成分としてなつみかん，グレープフルーツ，はっさくに多く含まれるフラボノイド系のナリンギンと，なつみかん，いよかん，ネーブル等のオレンジ類に含まれるリモノイド系のリモニン，ノミリンがある。両系統の苦味は，成熟に伴い減少する。

表2-25　おもな果実類のビタミンC含有量 （可食部100g当たり）

ビタミンC含量 （mg）	果実名
100以上	アセロラ酸味種（生）（1,700），グァバ赤肉種（220），ゆず・果皮（160），キウイフルーツ黄肉種（140），すだち・果皮（110）
70〜79	かき（甘がき・生）（70），キウイフルーツ緑肉種（71）
60〜69	いちご（62），ネーブル・生（60）
50〜59	パパイア・完熟・生（50），レモン・果汁（50）
40〜49	きんかん・生（49），パパイア未熟・生（45），ぶんたん砂じょう[1)]・生（45），かぼす・果汁（42），オレンジ・バレンシア・生（40），ゆず果汁・生（40），はっさく砂じょう・生（40）
30〜39	なつみかん砂じょう・生（38），グレープフルーツ砂じょう・生（36），うんしゅうみかん砂じょう・生（35），パインアップル・生（35），ライム果汁・生（33）
20〜29	露地メロン緑／赤肉種・生（25），ラズベリー・生（22）
10〜19	温室メロン・生（18），バナナ・生（16），パッションフルーツ果汁・生（16），アボカド（12），すいか・赤／黄肉種・生（10），さくらんぼ国産・生（10）
2〜9	うめ・生（6），びわ・生（5），りんご皮なし・生（4），にほんすもも・生（4），プルーン・生（4），あんず・生（3），いちじく・生（2），日本なし・生（3），ぶどう皮なし・生（2）

注 1）砂じょう：果肉袋（じょうのう）に含まれるつぶつぶの果肉
資料：文部科学省科学技術・学術審議会資源調査分科会『日本食品標準成分表（八訂）増補2023年』2023年

表2-26　果実類のおもな色素

食品名	色素成分
いちご	アントシアニン（カリステフィン，フラガリン），カテキン
ブルーベリー	シアニジン，デルフィニジン
バレンシアオレンジ	α-カロテン，β-カロテン，ルテイン，ゼアキサンチン，ヘスペリジン，ナリンギン
温州みかん	β-カロテン，β-クリプトキサンチン，ゼアキサンチン，ヘスペリジン
グレープフルーツ	ナリンギン，ヘスペリジン
かき	α-カロテン，β-カロテン，クリプトキサンチン，リコペン
キウイフルーツ	クロロフィルa,b，β-カロテン，ルテイン
ぶどう	シアニジン，デルフィニジン，マルビジン，エピカテキン，エピカテキンガレート
すいか	β-カロテン，β-クリプトキサンチン，リコペン
りんご	シアニジン，ケルセチン，カテキン，エピカテキン

資料：高宮和彦編『色から見た食品のサイエンス』サイエンスフォーラム，2005年

8）有機酸

　果実類に含まれるおもな有機酸は，クエン酸，リンゴ酸，酒石酸があり，含まれる有機酸の組み合わせにより，果実の味に特徴が表れる。

表2-27　果実中のおもな香気成分

食品名	香気成分
いちご	4-ヒドロキシ2,5-ジメチル-3(2H)-フラノン，酢酸，酪酸，ヘキサナール
温州みかん	リモネン，ピネン，シトノネラール，γ-テルピネン
グレープフルーツ	リモネン，ヌートカトン，酪酸エチル，シナロール，ヘキサナール
レモン	リモネン，β-ピネン，シトラール，シトロネラール
パインアップル	酢酸エチル，酢酸プロピル，酪酸エチル，酪酸メチル，ヘキサン酸メチル，オクタン酸メチル
バナナ	酢酸イソアミル，酢酸エチル，酢酸イソブチル，酪酸イソアミルオイゲノール
ぶどう	アントラニル酸メチル，酢酸プロピル，酢酸エチル，酢酸ネリル，酪酸エステルクロトン酸エステル
もも	γ-ウンデカラクトン，δ-デカラクトン，酢酸エチル，酢酸ヘキシル
りんご	酢酸エチル，酢酸ブチル，酢酸アミル，酢酸ヘキシル，酢酸フェニルエチル，2-メチル酪酸エチル

資料：日本香料協会編集『食べ物 香り百科事典』朝倉書店，2006年

9）テクスチャー

　果実の軟らかさや硬さに影響を及ぼすのは，果実細胞壁の化学的あるいは物理的性質による。未熟な果実には不溶性ペクチンのプロトペクチンが含まれ，硬い組織をつくっている。熟した果実が軟化してくるのは，プロトペクチンが水溶性のペクチンに変化するからである。この現象は常温で起こりやすい。

10）生理的特徴と貯蔵

a　生理的特徴

　果実類は野菜類と同様，収穫後も呼吸や蒸散等の生理作用が続いている。収穫後，果実は貯蔵中に急激に呼吸量が増加する。これをクライマクテリックライズといい，この過程で果実の熟成（追熟）が行われる。収穫後に熟成を示す果実は，バナナ，アボカド，りんご，もも，西洋なし，マンゴー，パパイア，メロンであり，これらの果実をクライマクテリックライズ果実という。収穫後の追熟を示さないものを非クライマクテリックライズ果実といい，かんきつ類，ぶどう，いちじく等がある。熟成にはエチレンが関与している。エチレンは植物ホルモンとしての働きをもち，果実の熟成だけではなく老化にも影響を及ぼすことから，果実の熟成，貯蔵には貯蔵庫内のエチレン濃度の調整も重要となる。

b　貯蔵

　常温，保温，低温，氷温・凍結，CA貯蔵（controlled atmosphere storage），MA貯蔵（modified atmosphere storage），減圧貯蔵がある。その中でCA貯蔵は生鮮果実に用いられ，貯蔵庫内のガス組成を人工的に調節する。酸素ガス濃度を減らし，炭酸ガス濃度を高めれば，果実の呼吸は低下し，低温貯蔵より貯蔵期間をさらに延長できる。低酸素，高炭酸ガス，低温の3つの組み合わせによる貯蔵方法で，りんごやかき，キウイフルーツ等に用いられている。

11）機能・褐変

いちご，ぶどう，りんご等に含まれるアントシアニンには，活性酸素やフリーラジカルを消去する抗酸化作用，抗変異原性作用，抗腫瘍作用，抗炎症作用，血清コレステロールの低下作用がある[8]。また，かきや温州みかん，マンゴー等に多く含まれるカロテノイドには，老化抑制作用[9]，アレルギーの発症を抑制する作用がある[10]。果実の細胞に含まれるポリフェノールが切断等によって酸素に暴露されると，ポリフェノールオキシダーゼによって酸化され，酸化型のキノンとなり褐変する。

12）加工品

果実を用いた加工品は，さまざまなものがある。

① ジャム類：果実に砂糖を加えて煮て，できるだけ果実の原形を保つようにしたものをプレザーブ（preserve）という。

② 乾燥果実：果実中の水分を減らし，微生物の活動と酵素作用を抑えたもの。糖濃度も上昇することから保存性が高まる。

コラム　ジャムとペクチン

　果実に砂糖を加えて煮詰め，とろみがついたものがジャムである。このとろみに不可欠なものが「ペクチン」である。このペクチンは，D-ガラクツロン酸を主体とする多糖類の混合物で，果実や野菜の細胞壁や細胞間質に存在しており，本来は細胞の硬さを調節，保持する役割をしている。果実が未熟なときは，不溶性のプロトペクチンの形で存在するためジャムをつくることはできないが，熟成してくると，ペクチナーゼの働きでペクチンに変わる。このペクチンに55％以上の糖とpH 3.2～3.5以下の酸を加え加熱するとゼリー状の網目構造をつくる。これがジャムとなる。またペクチンにはメトキシ含量の程度によって，高メトキシペクチン（HMペクチン）と，低メトキシペクチン（LMペクチン）に分類される。HMペクチンは糖と酸があることでゲル形成する。LMペクチンは多価金属イオン（Ca^{2+}，Mg^{2+} 等）の存在下でイオン結合型のゲルを形成する。このゲル化に糖を必要としないため，低エネルギーのジャムやゼリーをつくることができる。

　またジャムの糖度*の違いによって，高糖度ジャム（約65％），低糖度ジャム（約45％）に分けられる。

低メトキシペクチン

---

* 糖度とは，果実全体に占める糖の含有度を百分率（％）で表したもので，糖用屈折計で測定したものをいう。

（5）おもな果実類

●仁果類

1）りんご

中央アジア原産で，栽培はやや寒冷で湿度の少ない地域に適している。日本では温州みかんについで消費量が多く，東北，北海道，長野が主産地である。りんごの種類として，国光，紅玉，ふじ，つがる，王林，ジョナゴールド，陸奥，北斗等がある。CA貯蔵を行うと6ヵ月以上の貯蔵が可能となる。糖度は13%程度で，果糖とブドウ糖が多く，ショ糖やソルビトールも含まれる。ソルビトールはブドウ糖や果糖及びショ糖に変換されるが，果実が成熟すると変換が行われなくなりソルビトールが果実の維管束周辺に蓄積する。これがりんごの「蜜」とよばれるものであり，果実の成熟の指標となる。また有機酸としてリンゴ酸やクエン酸を含み，食物繊維含量は果実の中では多く，皮つきだと約2%である。切り口が褐色に変化するのは，りんごに含まれるポリフェノールが，ポリフェノールオキシダーゼによって酸化されるためである。りんごの香気成分として，エステル，アルコール類及びアルデヒド類が多い。また果皮の紅色色素はアントシアニンである。生食のほか，果実飲料，ジャム，缶詰，酢や酒に加工される。

2）なし

日本なし，中国なし，西洋なしの3種がある。日本なしには，青なし（二十世紀，新世紀，菊水）と赤なし（長十郎，新水，幸水，豊水，新高，晩三吉）がある。西洋なしで特に有名なのが，ラ・フランスである。日本なしの特徴として，果肉内に石細胞が多く含まれ，ざらざらとした特有の舌触りを示す。この石細胞は，リグニンやペントサンという食物繊維が果肉に蓄積することで細胞壁が厚くなったものである。果肉が硬いため生食されることがほとんどで，缶詰等の加工には向いていない。西洋なしの香気成分は，エステル類，アルコール類，アルデヒド類で，未熟果を収穫し，15〜20℃で1〜2週間程度追熟させてから食用とする。追熟によりでん粉が糖化し，果肉も滑らかになるとともに，香気が増加する。

3）びわ

暖地の海岸地帯，長崎，千葉，鹿児島等で多く栽培される。果実は種が大きく，果実の20〜25%を占めている。果肉の色素はカロテノイドである。果肉にはタンニンが多く酸化酵素活性も強いので，傷がつくとすぐに褐変する。

●準仁果類

1）かき

日本での主な産地は和歌山，福岡，岐阜，奈良である。甘柿と渋柿に大別されるが，甘柿には富有，次郎，駿河，御所等の種類がある。甘柿も渋柿も糖度は15〜17%で，ブドウ糖，果糖，ショ糖，マンニトールを含む。甘柿のビタミンCは70 mg/100 gと多く，さらにかきの葉には650 mg/100 gと大量に含まれている。またかきの色は，カ

ロテノイド色素によるもので，β-クリプトキサンチンが500μg/100g含まれているほか，β-カロテン，ゼアキサンチン，リコペンを含む。渋味の成分はタンニン（縮合プロアントシアニジン）で，果実中のタンニン細胞に含まれている。タンニンは甘柿が未熟な時は水溶性で渋味を感じるが，成熟につれて不溶性となり渋味を感じさせなくなる。渋柿の脱渋方法は，湯抜き，アルコール抜き，炭酸ガス抜き，凍結法，干し柿に加工する等がある。アルコール抜きは，容器に渋柿を詰めアルコールを散布して密閉すると，分子間呼吸により生成されたアセトアルデヒドがタンニンと反応して水に不溶なコロイドとなるため，渋味を感じなくなる。渋抜き後は肉質が軟らかく口あたりが良くなる。干し柿の表面の白い粉は，ブドウ糖と果糖が結晶化したものである。生食のほか製菓にも用いられる。

2) 温州みかん

原産地は鹿児島，主産地は愛媛，和歌山，静岡，佐賀等であり，成熟出荷月の違いで，普通温州（11～12月）と早生温州（10～11月）に分けられる。9～10月に出回るものはハウス栽培のものである。通常，温州みかんを「みかん」とよび，日本で最も生産量が多い果実類であ

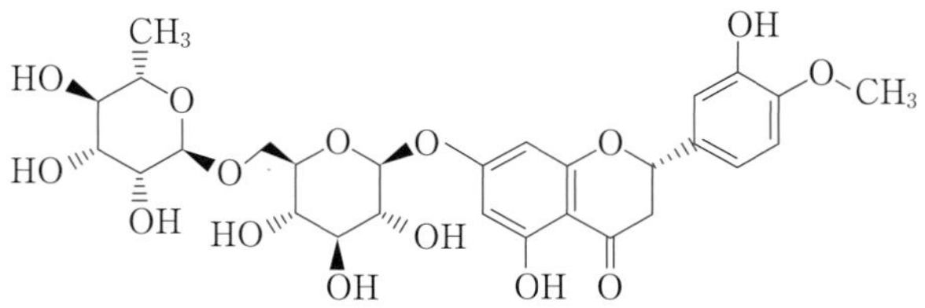

図2-22　ヘスペリジン

る。温州みかんは皮がむきやすく果肉が軟らかいので，食べやすいことから海外でも人気が高く，カナダやアメリカに輸出されている。未熟な時は，酸が多く糖分が少ないが，成熟するにつれて酸が減少し糖分が増加する。また糖度は9～14％であり，ショ糖の割合が多い。おもな酸はクエン酸で，1％前後含まれる。果肉にはビタミンCが多く（早生35mg/100g，普通33mg/100g），果肉の色はカロテノイドの中のβ-クリプトキサンチンやβ-カロテン等である。またフラボノイド配糖体のヘスペリジン（図2-22）も多く含まれ，水溶性ビタミンPとして利用されている。みかんの缶詰の液汁が白濁する現象は，このヘスペリジンが関与している。温州みかんはほとんどが生食されるが，加工品として缶詰等がある。皮を乾燥したものは，香辛料や七味唐辛子の原料となっている。

3) オレンジ

オレンジは現在ほとんどが輸入されていて，ネーブルオレンジとバレンシアオレンジがある。輸入品は味が濃厚で香りが良い。ビタミンCはネーブルが60mg/100g，バレンシアが40mg/100gと多く含まれる。オレンジの色素成分は，β-クリプトキサンチン，β-カロテン，ルテイン，ゼアキサンチン等である。また香気成分として果皮に含有する精油のうち80～90％がリモネンである。生食のほか，ジュースやジャム，マーマレード，ゼリー，オレンジピール等に加工される。

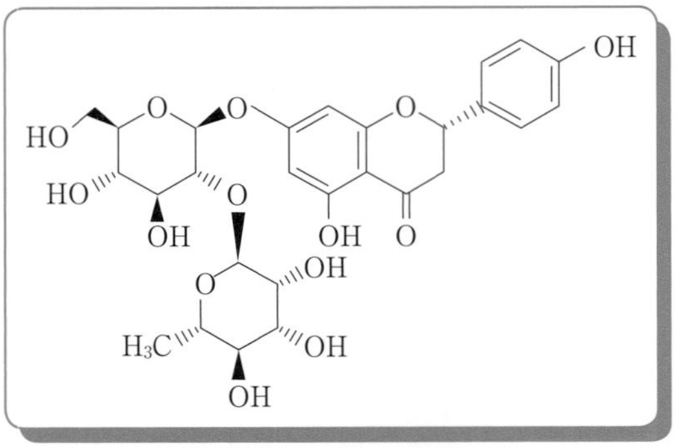

図2-23　ナリンギン

4）グレープフルーツ

白色種と紅色種がある。ぶどうのように房状に実がなることから，グレープフルーツといわれている。アメリカのフロリダ州が産地として有名である。酸味が強く，多汁で，ビタミンCも 36 mg/100 g と多く含む。酸味はクエン酸とリンゴ酸で，苦味の成分はナリンギンというフラボノイドの一種である（図2-23）。カルシウム拮抗剤（血圧降下剤）の服用時にグレープフルーツジュースを飲むと，血圧降下作用が増強されて，血圧を下げすぎることがある。その原因物質は，グレープフルーツに含まれるフラノクマリン類（ベルガモチンやジヒドロキシベルガモチン等）と報告されている。グレープフルーツの香気成分は果皮中に含有する精油のヌートカトンやリモネンである。生食のほか，ジュースやジャムの原料として用いられる。

5）レモン

インド原産で，カルフォルニア，フロリダ，地中海沿岸地が有名な産地である。

酸味が強く，クエン酸が大部分で，果汁の pH は 2.1 ～ 2.5 である。ビタミンCは 50 mg/100 g（果汁）と，他のかんきつ類より多く含まれる。レモンの主な香気成分は果皮の精油に含まるシトラールである。レモン果汁，レモン酢，ジュース，レモネードやジャム等に利用される。

6）なつみかん

なつだいだいともいわれる。なつみかんはあまなつみかんより酸味が強く，苦味（ナリンギン，図2-23）を有する。ビタミンCは 38 mg/100 g 含まれ，おもな酸はクエン酸である。生食のほかにジュースやマーマレード等に加工されている。

●核果類

1）も　も

果肉の色調から白色の白肉種と黄色の黄肉種に大別される。白肉種は肉質が軟らかくて酸味が少なく，甘味の強い多汁性のものが多い。黄肉種は果肉が核から離れにくい粘核種のものが多い。糖分は 9 ～ 10 ％でショ糖が大半を占める。ビタミンCも 8 mg/100 g で他の果実に比べて多くない。香りは青臭み成分（n-ヘキサナール，t-2-ヘキサナール）と芳香成分としてのラクトン類（γ-デカラクトン，δ-デカラクトン）に

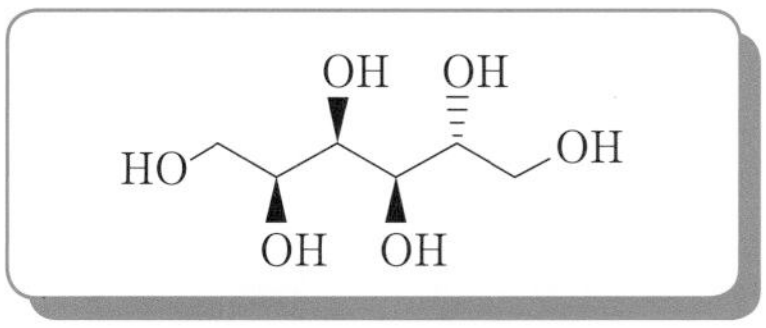

図2-24　ソルビトール

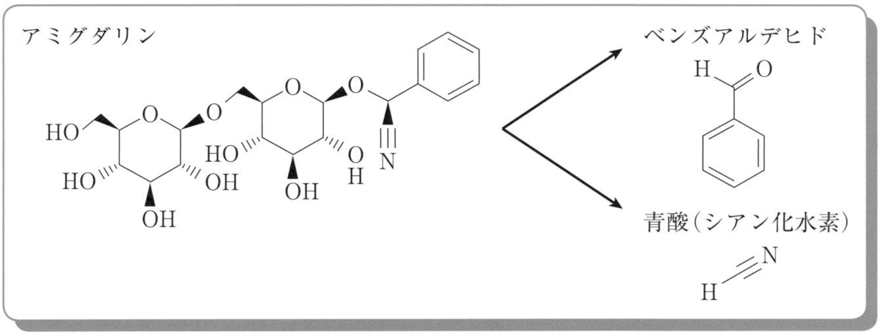

図2-25　アミグダリン，青酸，ベンズアルデヒド

よる。黄肉種の果肉の色調はカロテノイドであり，また肉質が硬く，不溶性のペクチンが多い。生食のほか，おもに果実飲料，缶詰，ジャム等に加工される。

2）さくらんぼ

おうとう（桜桃）ともいう。日本では明治の初めころから山形，青森，秋田，長野等の寒冷地で栽培され，6～7月上旬にかけて成熟する。高砂，佐藤錦，ナポレオン等の品種が有名である。糖分は果糖やソルビトール（図2-24）が多く，おもな酸はリンゴ酸である。果皮の赤色はアントシアニン系の色素によるものである。生食のほか，缶詰や砂糖漬等に加工される。

3）う　め

中国原産で日本には8世紀に中国から渡来した。産地は和歌山，徳島，神奈川等である。クエン酸やリンゴ酸等の有機酸が多く酸味が強い。ビタミンCは6 mg/100 gと少ない。うめの未熟果の種子部（胚）には配糖体アミグダリンが含まれ，種が砕けるとアミグダリンが酵素分解され，ベンズアルデヒドと青酸を生じる（図2-25）。青酸のため，生で食すと中毒を起こす。ベンズアルデヒドは芳香性があり，梅酒や梅干し等にすると独特の風味を生じさせる。うめが熟したり，梅干しや梅酒，梅漬等の加工をすることで，アミグダリンは分解されたり減少するため，中毒の心配はなくなる。

4）あんず

からもも，アプリコットともよばれ，中国が原産地である。日本では長野，山梨が主産地である。あんずは独特の芳香があり，美しい黄色い果肉はカロテノイド色素で，β-カロテンは1,400 μg/100 g含む。そのほかリコペンも含まれる。ビタミンC

は3mg/100gと少ない。生食のほか，缶詰，ジャム，乾燥品，ジュース等に加工される。

5）すもも

中国原産でヨーロッパ種，アメリカ種，日本種がある。糖分は約9％程度である。にほんすもものビタミンCは4mg/100gと少ない。欧米では乾燥果実に向く品種をプルーンとよんでいる。プルーンはソルビトール（図2-24）含量が高く，乾燥させると26〜29％にもなる。

●液果類

1）ぶどう

世界の果実類で最も生産量が多く，品種は1万種以上に及ぶ。世界におけるぶどうの主産国はイタリア，フランス，ロシア，アメリカ，スペインで，わが国では山梨，長野，山形，岡山が主産地である。生産量が最も多いのが巨峰で，次いでデラウエア，キャンベルアーリー，ピオーネ，マスカットである。デラウエアは植物ホルモンのジベレリンで処理することにより種なしとなり，熟期も早まり糖分が多くなる。ぶどうは一般に糖度が15〜20％程のものが多く，おもな糖分はブドウ糖と果糖である。おもな有機酸は酒石酸とリンゴ酸であり，合わせて約90％程含まれ，その他にもコハク酸が含まれる。色素成分はアントシアニン系の色素で黒色，褐色，無色等がある。生食のほか，果実飲料やジャム，ゼリー，ワイン，干しぶどう（レーズン）等に加工されて用いられている。

2）いちじく

地中海沿岸が原産のクワ科の果実である。生果には約14％の糖分を含んでいる。果肉の色素はアントシアニンである。ビタミンCは少なく2mg/100gである。いちじくの乳液にはたんぱく質分解酵素であるフィシンが含まれている。生食のほか，缶詰，乾燥果実，ジャム，肉の軟化剤等に利用される。

3）キウイフルーツ

マタタビ科で中国が原産，ニュージーランドで品種改良された。ニュージーランドの国鳥であるキウイに外観が似ていることから「キウイフルーツ」と名付けられた。果肉の薄緑色はクロロフィルによる。未熟果ではでん粉を5〜8％含むが，成熟期に入ると糖化して甘味が増す。ビタミンCが豊富で緑肉種で71mg/100g，黄肉種で140mg/100g含まれている。たんぱく質分解酵素であるアクチニジンを含む。おもに生食で用いられるほか，缶詰，ジャム等もある。

●熱帯果類

1）バナナ

マレー半島が原産で，現在は湿潤な温帯地域で広く栽培されている。水分は75％程度で果実の中でも少なく，炭水化物が多いためエネルギーが高いのが特徴である（93kcal/100g）。生産地では輸出用は早採りして未熟果を輸送し，密閉状態でエチレン処理し，クライマクテリックライズ（追熟）させてから市場に出している。未熟な

時はでん粉が多いが，追熟するとでん粉は糖化し生食できる。12 ℃以下になると低温障害を受け黒変する。

2）パインアップル

南米大陸が原産で，タイ，フィリピン，中国，インド，ブラジル等の熱帯地方で多く栽培されている。パインアップルの色素はキサントフィル類で，特有の芳香は酢酸エチル，酪酸アミル，イソカプロン酸エチル等のエステルによる。ビタミンＣは35 mg/100 gである。たんぱく質分解酵素であるブロメラインを含んでいる。生食のほか，缶詰やジュース，また炒め物等の料理に用いられる。

3）パパイア

南米原産であり，日本では沖縄等で栽培されている。未熟果は野菜と同じように調理に用いられ，たんぱく質分解酵素のパパインが含まれている。成熟すると多汁で軟らかく，甘味が強くなる。成熟中にビタミンＣが増加し，50 mg/100 gとなる。果肉の色はカロテノイド系の色素である。生食のほか，ジャム，ゼリー，アイスクリーム，ジュース，砂糖漬等に加工し，未熟果はおもに塩漬やピクルスとして用いられる。

4）アボカド

南米原産で，熱帯，亜熱帯性の果実であるが，近年わが国でも消費が増加する傾向にある。一般的な果実と比較し甘味も酸味もないが，エネルギーが178 kcal/100 gあるので，栄養的にはすぐれた果実である。特に脂質が約17.5 ％含まれるため，「森のバター」とよばれている。構成脂肪酸の80 ％以上がオレイン酸，リノール酸等の不飽和脂肪酸である。ビタミンＣは12 mg/100 g含まれ，B_1，B_2，B_6も比較的多い。樹上では完熟しないため，収穫後に追熟を行う必要がある。生食のほか，ピューレや，刺身，ドレッシング等に用いられる。

●果実的野菜

1）メロン

中央アジア原産でウリ科に属する。温室栽培されたものを「温室メロン」，それ以外を「露地メロン」という。マスクメロン，プリンスメロン，アンデスメロン等がある。果実の表面にネットや節目が生じる場合があるが，これは果実の硬化と肥大によって生じた網目状の亀裂に，コルク層が形成されたものである。メロンはクライマクテリック型果実で，収穫後呼吸量が増加するとともにエチレンを発生して熟す。メロン特有の上品な芳香があり，おもな芳香成分は酢酸エチルや酢酸イソブチル等の低級脂肪酸のエステルである。糖度は10 〜 11 ％で，糖分はおもにショ糖で，果糖やブドウ糖も含まれる。ビタミンＣは18 〜 25 mg/100 g含まれる。赤肉種と緑肉種があり，赤肉種の果肉の色は，β-カロテンである。またメロンにはククミシンというたんぱく質分解酵素が含まれているため，多量に食べると，唇や口腔，喉にかゆみやイガイガとした症状が現れたりすることもある。

2）いちご

オランダいちご，草いちごともいう。いちごの果実は花托（かたく）が肥大したものである。

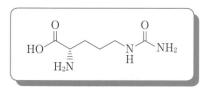

図2-26　シトルリン

露地栽培のほか，ハウス栽培もされており，12月後半から2月頃が旬となる。女峰，とよのか，とちおとめ，さがほのか等の種類がある。

　甘味が強く，酸味が少なく，つやが良く，紅色が鮮やかでへたの緑色が新鮮でハリのあるものが良い。糖度は7.5％前後で，果糖とブドウ糖が主である。ビタミンC（62 mg/100 g）が多い。酸味はクエン酸とリンゴ酸で，赤い色素はアントシアニン系の色素からなる。加工品として，ジャム，ソース，ジュース，ドライフルーツ等に用いられる。

3）すいか

　ウリ科に属し，南アフリカが原産地である。果実は球～楕円形で，大きさは品種により異なる。果肉は赤色と黄色があり，赤色はリコペン及びβ-カロテンによる。ビタミンCは10 mg/100 g含まれる。甘味が強くカリウムが豊富で，利尿作用があるアミノ酸のシトルリン（図2-26）を含む。生食のほか，果皮や幼果は漬物に加工される。

7　きのこ類

（1）はじめに

　きのこは菌類（担子菌及び子のう菌）のなかで子実体が目立って発達したものをいう。菌類の真菌類に属し，菌糸体から大形の子実体を形成する。きのこは，葉緑素をもたないことから，光合成は行わず，腐生，共生，寄生により栄養を得て生育する。

　きのこの一般成分組成は一部を除いて野菜類に似る。日本で食用とされているものは約180種で，市販されているものは20種位である。特有の香りと歯ざわりがあり，季節を表す食材として，また，郷土の特産品として親しまれているが，毒きのこの存在も多く，見分けも容易ではないので，不明なものは食べないように注意する必要がある。市場に出回っているおもなものとして，まつたけ，しいたけ，なめこ，えのきたけ，ひらたけ，まいたけ，しめじ，マッシュルーム，きくらげ等がある。特有のうま味，香り，食感で賞味されてきたが，最近では薬理効果や機能性の研究も進んでいる。

（2）成分・機能

1）成　分

炭水化物のほとんどが食物繊維であるため，栄養的には低エネルギー食品となる。

食物繊維は他の植物性食品とは異なりキチンが多く含まれている。きのこ類の糖はトレハロースが主体となり少量のグルコースを含有している。また糖アルコールとして，マンニトール，グリセロールが含まれ，それらがきのこの甘味に寄与している。

ビタミンB群の中でもB_1，B_2，ナイアシン，パントテン酸が多く，特にプロビタミンD（エルゴステロール）（図2-27）が多く含まれ，紫外線を照射するとビタミンD_2（エルゴカルシフェロール）（図2-28）に変化する。一方，カルシウムは少なく，カロテン，ビタミンCはほとんど含まれない。

2）香気成分

きのこ類のうち，しいたけ，まつたけのように特異的な香気をもつものがある。しいたけの香気成分はレンチオニン（図2-29）で，前駆物質レンチオニン酸から生成

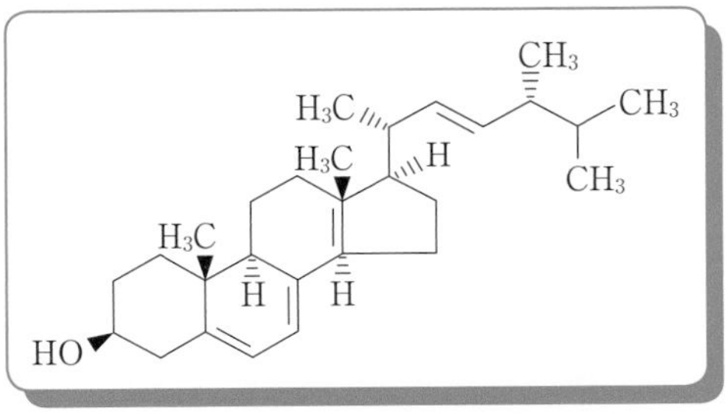

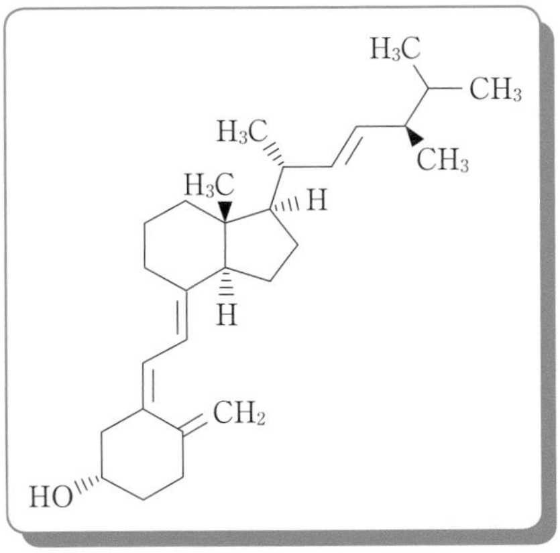

図2-28　ビタミンD_2（エルゴカルシフェロール）

図2-27　プロビタミンD（エルゴステロール）

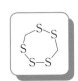

図2-29　レンチオニン

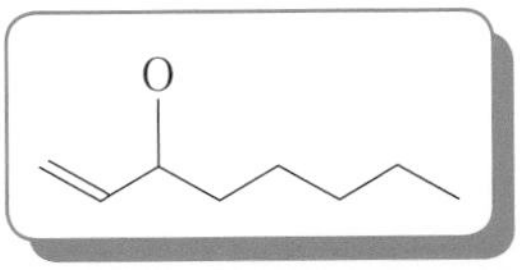

図2-30　マツタケオール

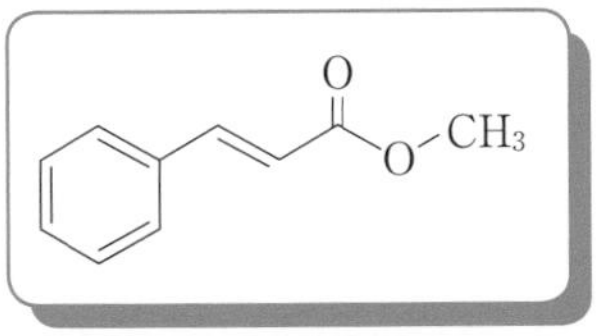

図2-31　ケイ皮酸メチル

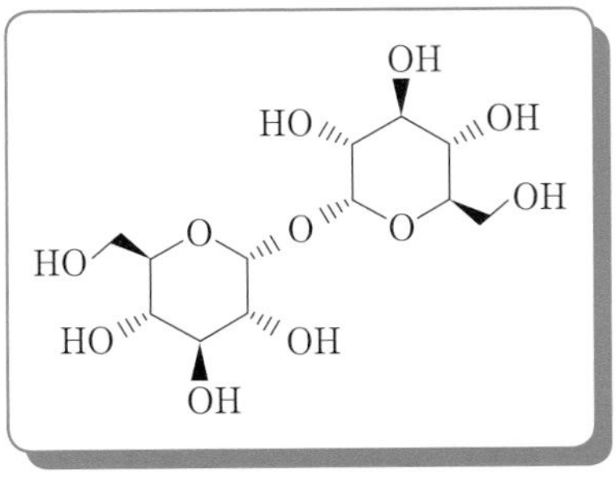

図2-32　トレハロース

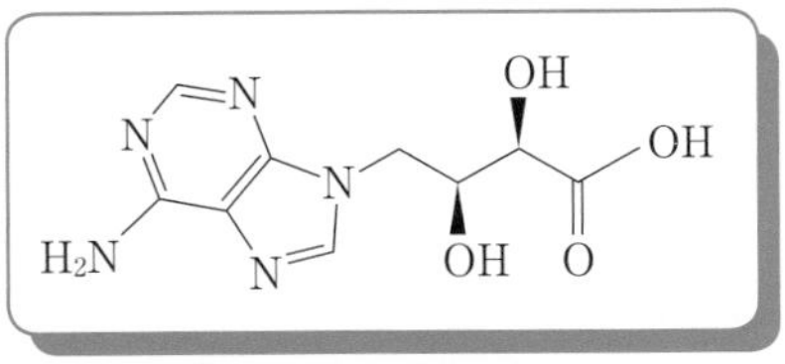

図2-33　エリタデニン

する。まつたけの香気成分は，マツタケオール（1-オクテン-3-オール）（図2-30），ケイ皮酸メチル（図2-31）の混合物である。

3）呈味成分

呈味成分として5'-グアニル酸（5'-GMP）が知られている。グルタミン，グルタミン酸，アラニン等の遊離アミノ酸がシメジ科，ハラタケ科のきのこに多く含まれている。またきのこに含まれるトレハロース（図2-32）やマンニトールは，甘味に寄与している。

4）機能性

しいたけの水溶性区分に含まれるエリタデニン（図2-33）は血清コレステロール低下作用がある[11]。また，しいたけやひらたけに含まれるレンチナン（β-グルカン）には抗腫瘍作用があり[12]，まいたけに含まれるβ-D-グルカン関連物質は，抗腫瘍活性[12, 13]，血糖値抑制作用[14]，コレステロール上昇抑制作用，血圧降下作用[15]があると報告されている。

■（3）おもなきのこ類

1）まつたけ（キシメジ科）

日本の代表的なきのこで，優れた香気が日本人の嗜好に合い，珍重されている。まつたけは赤松の根に寄生する菌根菌とよばれる種類の菌であり，菌糸が地上に伸びてきのこになったもので枯れ木には生えない。人工栽培には完全に成功していないことから非常に高価である。まつたけの香気成分は，マツタケオール（1-オクテン-3-オール），ケイ皮酸メチルの混合物である。呈味成分は，5'-グアニル酸と遊離アミノ酸である。良質なものは，傘の肉が厚く固くしまり，柄は太く短く弾力がある。調理法として，網で焼き，裂いてポン酢しょうゆで食べる焼きまつたけをはじめ，すまし汁，土瓶蒸し，まつたけご飯等で食される。

2）しいたけ（キシメジ科）

日本特産のきのこでシイ，ナラ，クリ，カシの古木，切株に春と秋の2回自生する。市販品の多くは菌床あるいは榾木（原木）による栽培品である。干ししいたけは生しいたけを40℃から徐々に60℃まで昇温し通風乾燥したものである。菌傘が60～80％開傘した程度の冬菇系と90～100％開傘の香信系に大別される。生しいたけは，エルゴステロールを多く含み，紫外線によりビタミンD_2（エルゴカルシフェロール）に変化する。しいたけのうま味成分として5'-グアニル酸（5'-GMP，生しいたけに70 mg/100 g，干ししいたけに146 mg/100 g）と遊離アミノ酸（グルタミン酸，アラニン，アスパラギン酸）を含む。両者の相乗効果によりうま味を強く感じさせる。干ししいたけの芳香成分は，乾燥の過程で生成されるレンチオニンであり，生の時よりも香りが増す。また多糖体であるレンチナン（β-グルカン）が含まれており，抗悪性腫瘍，抗腫瘍効果がある[12, 13]。

3）えのきたけ（キシメジ科）

　天然のえのきたけは，秋から春にかけてエノキ，カキ，ポプラ等の枯れ木に生える。菌傘2〜10 cm，褐色〜淡黄褐色である。市販品のほとんどは，純粋培養法で栽培されている。光を遮った低温室で生長させるものは，柄がのびて白色のもやし状になる。光を遮らずに栽培するものは黄褐色である。うま味成分はアスパラギン酸，グルタミン酸や，5'-グアニル酸である。粘質物が多く，加工品として，甘辛く味付けされた「なめたけ」として市販されている。鍋物，酢の物，吸い物，煮物に用いられる。

4）なめこ（モエギタケ科）

　9〜10月にブナ等の広葉樹の倒木，切株に群生する。菌傘の直径2〜9 cmの黄褐色で中央部が濃く，粘質物に覆われている。汁物，和え物，加工品として，瓶詰，缶詰に利用される。

5）まいたけ（タコウキン科）

　ミズナラ，クリ，シイ等の老大木の根株や根際に重なり合って発生し，きのこが舞っているように見えるので命名されたといわれる。天然のものが市場に出回るのは稀でまつたけと同じく高価である。うま味成分は，5'-グアニル酸，5'-イノシン酸，オルニチンである。まいたけはたんぱく質分解酵素を含むため，茶わん蒸しの具等に使用する際は，あらかじめ加熱処理をする必要がある。鍋物，吸い物，煮物，和え物，炊き込みご飯等に利用される。

6）ひらたけ（ヒラタケ科）

　広葉樹の枯れ木，切り株等に重なり合って多数発生するきのこである。傘の径5〜15 cmで半円〜扇形，灰白色〜ねずみ色でひだは白く粗い。ほんしめじに似ているところから，「しめじ」として売られている。

　味，香りともにあっさりしているので，広く食用にされ，煮つけ，きのこ飯，炒め物等に用いられる。

7）ほんしめじ（キシメジ科）

　一般にしめじ（占地）というと，ほんしめじのことをさす。「香りまつたけ，味しめじ」といわれるほど，まつたけに並び美味で，味，歯切れがよく，色形もよい食用きのこである。市販のしめじは，ヒラタケ科ヒラタケ属ひらたけの栽培品が多い。うま味成分は5'-グアニル酸，5'-イノシン酸が多く含まれる。鍋物，汁物，和え物，煮物，バターソテー等炒め物として食される。

8）マッシュルーム（ハラタケ科）

　世界的に広く人工栽培されているきのこで，マッシュルームは通称で，和名は「つくりたけ」という。香気は少ないが味は良い。傘の色によりホワイト，クリーム，ブラウン種がある。味はブラウン種が最も濃い。西洋料理によく用いられ煮込み料理，スープ，クリーム和え，ミートソース，グラタン，炒め物等に利用される。加工品として瓶詰，缶詰がある。

9) きくらげ（キクラゲ科）

秋にクワやグミ，ニレ等の枯れ木に生えるゼラチン質で直径3～5cm，耳形～半円形，背面の黒褐色で短毛のきのこである。きくらげと称されるものは，くろきくらげのことをいう。乾燥すると固い革質になる。味はなく，食感はクラゲのような歯ごたえがある。カルシウムや，鉄，ビタミンDが他のきのこより非常に多い。中華料理によく用いられ，酢の物，浸し物，茶わん蒸し等に料理される。しろきくらげはきくらげに比べて水溶性食物繊維が多く，スープやデザートに用いられる。

8 藻 類

（1）はじめに

藻類とは，水中で光合成を営む植物群で，陸水産の淡水藻類と海産の海藻類がある。さらに，光合成色素組成と光合成産物により分類され，おもな食用藻類は，淡水藻類の藍藻類と海藻類の緑藻類，褐藻類，紅藻類，の4種である（表2-28）。

（2）藻類の成分

水分が約85％であり，ほとんどが乾燥品として流通している。藻類乾燥品成分の約50％は炭水化物であり，その大部分は難消化性の食物繊維である。たんぱく質含量は高く，特に乾のりには約40％含まれる。乾燥物中15～30％を占める灰分中に，カルシウム，ナトリウム，マグネシウム，カリウム，リン，硫黄，鉄，特殊成分のヨウ素等の微量元素が存在し，食品中で最も多種類の元素を含んでいる。ビタミンでは，プロビタミンAのβ-カロテンをはじめ，B_1，B_2，C，ナイアシン等を多量に含んでいる。陸上植物にはほとんど存在しないビタミンB_{12}を藻体表面の微生物が合成するため，特に紅藻類のあまのりには多く含まれる。香気成分として，ジメチルスルフィドが磯の香を示す。呈味成分として，グルタミン酸やアラニン，タウリン，アスパラギン酸，グリシン等の遊離アミノ酸がある。

表2-28　おもな食用藻類

	主な分布	光合成色素			炭水化物	
		クロロフィル	カロテノイド	フィコビリン（色素たんぱく質）	貯蔵物質	粘質多糖類
藍藻類	淡水	a（緑）	β-カロテン（橙黄）	フィコシアニン（青）	藍藻でん粉	
緑藻類	淡水 海水（潮間帯）	a, b（黄緑）	β-カロテン, ルテイン, ゼアキサンチン（橙黄）		でん粉	
褐藻類	海水（漸深帯上部）	a, c（青緑）	β-カロテン, フコキサンチン（橙）		ラミナラン	アルギン酸, フコイダン
紅藻類	海水（漸深帯下部）	a	β-カロテン, ルテイン, ゼアキサンチン	フィコエリスリン（赤） フィコシアニン	紅藻でん粉	カラギーナン, アガロース

(3) 藻類の利用

　食用のおもな藻類は，褐藻類のこんぶ，わかめ，ひじき，もずく，紅藻類のあまのり，てんぐさである。藻類は食用のほか，ゲル化剤や増粘剤，安定剤として，褐藻類の粘質多糖類であるアルギン酸やフコイダン，紅藻類のカラギーナンやアガロースが利用されている。

1) 褐藻類

　こんぶのうま味成分のグルタミン酸はかつお節のイノシン酸との相乗効果があり，混合出汁の材料となる。干しこんぶ表面の白い粉はマンニトールである。こんぶを酢酸処理し，とろろこんぶ，おぼろこんぶ，佃煮等に加工される。わかめは乾燥させた干しわかめや塩蔵わかめに加工される。加熱による緑色への変色は，フコキサンチンの構造変化による（加熱による緑色への変色は，フコキサンチンの色が，たんぱく質が外れることで橙色から黄色になるためである）。灰干しわかめは，草木灰をまぶして天日乾燥したもので，鮮緑色で保存性が良い。めかぶには，アルギン酸やフコイダンが多く含まれる。ひじきはカルシウムと鉄の含量が非常に高い。干しひじきのうち小枝のみを集めたものを芽ひじき，茎上の長い部分も入ったものを長ひじきとよぶ。もずくの藻体にはアルギン酸やフコイダンが存在し，ぬめりがある。酢漬や塩蔵として利用する。

2) 紅藻類

　あまのりは，一般にのりとして乾のり，焼きのり，味付けのりに加工される。湿気による赤紫色，また加熱による明るい緑色への変色は，光合成色素の変性分解による（のりの加熱による緑色への変色は，色素たんぱく質が熱変性して退色するためである。また湿気による赤紫色への変色は，クロロフィルaの分解による）。のりの佃煮や青のりは，それぞれ緑藻類のひとえぐさやあおのりが使用される。てんぐさは，寒天の原料や熱湯抽出してところてんに利用される。寒天の主成分は，アガロース（約70 %）とアガロペクチン（約30 %）である。ゲル化剤として，菓子や細菌研究用培地，工業用，医薬用に広く用いられる。

引用文献

1) 木村　光編『食品微生物学』培風館，1992年，p.150
2) 寺尾純二，他著『食品機能学』光生館，2011年，pp.113-114
3) 青柳康夫編『Nブックス改訂　食品機能学　第3版』建帛社，2016年，p.171
4) 五十嵐脩・宮澤陽夫共著『食品の機能学』弘学出版，2002年，pp.92-93
5) 竹生新治郎監修『米の科学』朝倉書店，1995年，p.27，p.78
6) 長尾精一編著『小麦の科学』朝倉書店，1995年，p.63
7) 厚生労働省『令和元年国民健康・栄養調査報告』
8) K. Igarashi, et al., Effects of Atsumi-Kabu（red turnip Brassica campestris L.）Antho-cyanin on serum cholesterol levels in cholesterol-fed rats, *Agric. Biol. Chem.*, 54, 1990,

pp.171-175.

9) H. Suganuma, et al., Amelioratory effect of dietary ingestion with red bell pepper on learning impairment in senescence-accelerated mice (SAMP8), *J Nutr. Sci. Vitaminology*, 45, 1999, pp. 143-149.

10) H. Akiyama, et al., The effect of feeding carrots on immunoglobulin E production and anaphylactic response in mice, *Biol. Pharm. Bull.*, 22, 1999, pp.551-555.

11) S. Suzuki, et al., Influence of Shiitake (*Lentinus edodes*) on human serum cholesterol, *Mushroom Sci.* IX Part I, 1974, pp.463-467.

12) N. Ohno, et al., Antinumor activity of a beta-1, 3-gulucan obtained from liquid cultured mycelium of *Grifola frondosa*, *J. Pharmacobiodyn*, 9(10), 1986, pp.861-864.

13) 吉野茂文「切除不能および再発胃癌に対する免疫賦活成分レンチナン（β-1, 3-グルカン）含有補助食品の有効性に関する検討」Biotherapy, 21, 2007 年, pp.265-273

14) K. Kubo, et al., Anti-diabetic activity present in fruit body of *Grifola frondosa* (Maitake) I, *Biol. Pharm. Bull.* 17(8), 1994, pp.1106-1110.

15) K. Kabir and H. Nanba, Modification of cellular immune response in experimental autoimmune hepatitis in mice by maitake (*Grifola frondosa*), *Mycoscience*. 39, 1998, pp.351-360.

参考文献

伊藤三郎編『果実の科学』朝倉書店, 1991 年

大石圭一編『海藻の科学』朝倉書店, 1993 年

菅原龍幸編『キノコの科学』朝倉書店, 1997 年

杉田浩一他編『日本食品大事典』医歯薬出版, 2008 年

並木満夫・小林貞作編『ゴマの科学』朝倉書店, 1989 年

農林水産省大臣官房統計局「令和 3 年 2 月 4 日公表データ」（農林水産省のホームページ）

不破英次・桧作 進・小巻利章・貝沼圭二『澱粉科学の事典』朝倉書店, 2010 年

山内文男・大久保一良編『大豆の科学』朝倉書店, 1995 年

渡辺篤二監修『豆の事典：その加工と利用』幸書房, 2000 年

文部科学省科学技術学術審議会・資源調査分科会『日本食品標準成分表 2020 年版（八訂）』2020 年, 同『日本食品標準成分表（八訂）増補 2023 年』2023 年

文部科学省科学技術学術審議会・資源調査分科会『日本食品標準成分表 2020 年版（八訂）アミノ酸成分表編』2020 年, 同『日本食品標準成分表（八訂）増補 2023 年 アミノ酸成分表編』2023 年

文部科学省科学技術学術審議会・資源調査分科会『日本食品標準成分表 2020 年版（八訂）脂肪酸成分表編』2020 年, 同『日本食品標準成分表（八訂）増補 2023 年 脂肪酸成分表編』2023 年

文部科学省科学技術学術審議会・資源調査分科会『日本食品標準成分表 2020 年版（八訂）炭水化物成分表編』2020 年, 同『日本食品標準成分表（八訂）増補 2023 年 炭水化物成分表編』2023 年

United States Department of Agriculture, *World Agricultural Supply and Demand Estimates*, 2023.

第3章　動物性食品

⬛1 肉　類

⬛（1）はじめに

　我々が食べる肉類は食肉という。食肉とは，ふつう飼育されている食用の家畜，家禽肉の総称であり，一般に家畜，家禽の不可食部分を除いて処理した肉のことをいう。食肉はおもに骨格筋であるが，畜産副生物である「モツ」とよばれる内臓類の可食部も含めて食肉類とされている。

　日本食品標準成分表 2020 年版（八訂）では，肉類の食品数が魚介類，野菜類に次いで多く収載されており，動物性食品では 2 番目に多い。肉類（五訂日本食品標準成分表で獣鳥鯨肉類から変更）の食品群として，いのしし，いのぶた，兎，牛，馬，鯨，鹿，豚，めん羊（羊），山羊等の畜肉類，うずら，がちょう，かも，きじ，七面鳥，すずめ，鶏，はと，ほろほろちょう等の鳥肉類が収載されている。その他にいなご，かえる，すっぽん，はちも収載されている。わが国では，牛肉，豚肉，鶏肉の消費量が多い。

　公衆衛生の立場からと畜場法により，牛，馬，豚，めん羊，山羊の 5 種類の家畜はと畜場で獣医師による衛生検査を受けて，と殺・解体することが義務づけられている。また，鶏，あひる，七面鳥等の家禽類も，いわゆる「食鳥検査法」により食鳥処理場及び食鳥指定検査機関で食鳥検査員により検査を受けることが義務づけられている。

⬛（2）生産と消費

　世界の食肉総生産量〔2021（令和 3）年[1]〕は 3 億 5,453 万トンで，種類別にみると多いものから家禽肉が 1 億 3,640 万トン，豚肉が 1 億 2,097 万トン，牛肉が 6,818 万トン，羊肉と山羊肉が 1,631 万トンである。近年，家禽肉（鶏肉）の伸び率が高い。世界における食肉の一人当たり年間平均消費量〔2020（令和 2）年〕は 45 kg であるが，先進国では 86 kg，発展途上国では 36 kg である。国による格差が大きいが，経済成長を続ける発展途上国における消費が増大している。

　日本における 2007（平成 19）年度，及び 2021（令和 3）年度における肉類の国内生産量と輸入量等を表 3-1 に示した[2]。2007（平成 19）年度以降の肉類（鯨肉を除く）

表3-1　肉類（鯨肉を除く）の国内生産量と輸入量，輸出量

	2007（平成19）年度			2021（令和3）年度		
	国内生産量	輸入量	輸出量	国内生産量	輸入量	輸出量
牛肉	513	662	0	480	813	11
豚肉	1,246	1,125	1	1,318	1,357	3
鶏肉	1,392	605	7	1,678	927	5
その他の肉	6	50	0	6	41	0
合計	3,157	2,442	8	3,482	3,138	19

注 ：単位は千トン
資料：農林水産省『令和3年度食料需給表』2023年等

の国内自給率（重量ベース）は 52 ～ 56（7 ～ 9）％の間を推移している。2022（令和4）年度における種類別の自給率（概算）は牛肉が 39（11）％，豚肉が 49（6）％，鶏肉 64（9）％である〔括弧内の数値は飼料自給率を考慮した値，農林水産省令和4年度総合食料自給率（カロリー・生産額，品目別自給率等）〕。

（3）食肉の組織と構造

　牛肉，豚肉，鶏肉等の食肉として一般に利用される筋肉の組織は，種類によらず同じような構造をしている。筋肉は，横紋筋と平滑筋とに大別される。横紋筋には骨格筋や心筋があり，骨格筋がおもに食用に供される。心筋に加えて，内臓や血管壁を構成している平滑筋も食用にされることがある。骨格筋の構造を図3-1 に示した。

1）筋線維
　筋肉は太さ 0.2 ～ 2 µm の筋原線維が多数集まって筋鞘（きんしょう）という薄い膜に包まれた筋線維（筋細胞）を基本構造とする。筋原線維はアクチンとミオシンというたんぱく質からなり，筋肉の収縮運動に関与している。筋線維は太さ 10 ～ 100 µm，長さ数 cm ～数十 cm の円筒状をしている。筋線維の外側は，膜状の結合組織である筋内膜によって囲まれている。この筋線維が束状に集まり結合組織（筋周膜）に包まれて一次

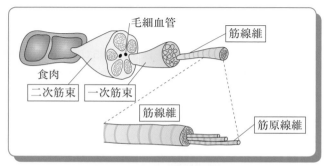

毛細血管　筋線維　食肉　二次筋束　一次筋束　筋線維　筋原線維

図3-1　骨格筋の構造

資料：加藤保子・中山 勉編集『食品学Ⅱ-食品の分類と利用法』南江堂，2007年，p.104
（和泉秀彦：動物性食品-食肉類より転載）

筋束となる。この一次筋束の横断面が肉眼で識別できる最小単位で，筋線維の断面積の大小や筋線維の粗密が食肉の質と関係があり，筋線維の断面積の小さい肉ほど「きめ」は細かく軟らかい。また，肉質は家畜の種類や運動量，性別，年齢，部位によって異なる。さらに一次筋束が多数集まり結合組織性の筋上膜で包まれた二次筋束を構成し，血管，リンパ管，神経を包み込んで骨格に付着し骨格筋が形成される。筋内膜，筋周膜，筋上膜等の筋肉内結合組織は骨格筋端で集合し，筋腱接合部を経て連続的に腱につながっている。

2）結合組織

骨格筋において筋線維等を束ねている筋肉内結合組織や血管壁，皮，靭帯^(じんたい)，腱等を構成している。また結合組織は全身に分布しており，組織間や臓器間の隙間を埋める役割を果たしている。主成分は肉基質たんぱく質であり，硬たんぱく質といわれるコラーゲンやエラスチンである。運動が激しい部位や加齢によって結合組織は発達し，これらたんぱく質が多くなったり，変性したりして肉が硬くなる傾向にある。結合組織が集まった部分は「すじ」とよばれる。結合組織の多い肉は，長時間水の中で加熱を行うとコラーゲンがゼラチン化し，ほぐれやすく軟らかくなる。

3）脂肪組織

食肉に含まれる脂肪は，組織脂肪と蓄積脂肪に分けられる。蓄積脂肪は皮下，内臓周囲，腹腔等についており，組織脂肪は筋肉や臓器組織中に含まれている。肥育された肉用家畜で，一次筋束の間に脂肪が細かく分散し，筋肉内部まで脂肪が沈着，蓄積した肉を霜降り肉といい，肉が軟らかく好ましい風味により価値が高まる。

（4）死後硬直と熟成

と殺後，筋肉への酸素供給が停止すると時間の経過とともに，筋肉は死後硬直の状態に入る。硬直した筋肉をさらに放置すると硬直がとけて軟らかくなる。これを解硬という。と殺後の筋肉が硬直後に解硬する現象を食肉が熟成するという。また解硬後の食肉を嗜好的に好ましくする貯蔵行為も熟成とよんでいる。筋肉は熟成によってテクスチャーに加え味，香りも向上し食肉へと変化する。

1）死後硬直

と殺されると家畜は呼吸が停止し，血液も循環しなくなるので，筋肉への酸素の供給が断たれ，好気的な代謝は停止する。家畜は死んでも，その細胞は一定期間活動を続け，筋肉中では嫌気的な代謝が行われる。ATP（アデノシン三リン酸）はグリコーゲンの解糖作用によってのみ供給されるようになる。グリコーゲンはピルビン酸を経て，乳酸にまで分解され蓄積される（死後解糖）。と殺直後の筋肉のpHは7付近であるが，乳酸の蓄積により筋肉のpHは徐々に低下し，牛，豚では $5.0 \sim 5.5$ 付近，鶏では6付近となる。pHが低下すると酵素が失活するため解糖作用が停止しpHの低下も止まる。この時の最も低いpHを極限pHという。したがって筋肉のpHは5.0以下に下がることはない。筋肉が酸性になると，ATPアーゼによりATPは分解さ

れ減少する。いくらか残存している ATP により筋肉は生筋と同じ仕組みで収縮を引き起こす。収縮したままで ATP が消失してしまうと，筋原線維を構成するたんぱく質のアクチンとミオシンが強く結合したアクトミオシン（硬直複合体）の状態にとどまり，筋肉は収縮したまま戻らずに硬い状態になる。これを死後硬直という。この時期の肉は硬く，食用に適さないばかりではなく，保水性や結着性に欠けるため加工用にも適さない。

死後硬直は一般に死後 2, 3 時間で始まり，最大死後硬直の時間は，貯蔵温度や生化学的な反応速度に依存しており，家畜の種類によって異なる。温度が低いほど進行は遅くなり，0 〜 4℃で保存した場合，牛で 24 時間，豚で 12 時間，鶏で 2 〜 3 時間，羊で 10 時間である。

と殺後の ATP の消失が完了しないうち，すなわち最大硬直期前に凍結した筋肉は，解凍したときに激しい硬直を起こすとともに，多量のドリップを生じるので，最大硬直期後に凍結が行われる。

2）食肉の解硬，熟成

死後硬直した筋肉は最大硬直の後，逆に軟化する。この現象を解硬（硬直解除）という。これは，アクチンとミオシンの結合の脆弱，骨格たんぱく質のコネクチンの低分子化，たんぱく質分解酵素による筋肉構成たんぱく質の分解等によるものである。筋肉中の細胞内酵素カテプシン等の種々のたんぱく質分解酵素により筋肉たんぱく質が分解されることを自己消化という。自己消化によりたんぱく質からペプチドやアミノ酸が生成し，筋肉の pH が次第に上昇する。しかし pH は中性まで回復することはない。また ATP は図 3-2 に示すように分解を受け，ADP（アデノシン二リン酸）に次いで AMP（アデノシン一リン酸）から AMP デアミナーゼの作用により，うま味成分の 5′-イノシン酸（IMP）となり，肉の呈味性に影響を与える。イノシンは無味，ヒポキサンチンは苦味を呈するため，イノシン酸からさらに分解が進むとうま味がなくなる。また肉の保水性はと殺直後が最も良く，死後硬直完了（最大硬直）時点で最低になるが，その後，熟成によって一部回復する。

解硬に要する時間は，食肉の種類，貯蔵温度等によって異なるが，2 〜 5℃で貯蔵した場合，牛で 7 〜 10 日，豚や馬で 3 〜 5 日，鶏で 1 〜 2 日位である。

食肉の熟成とは，食肉を一定期間安全に経過させ，硬直解除を経て，ペプチドや遊

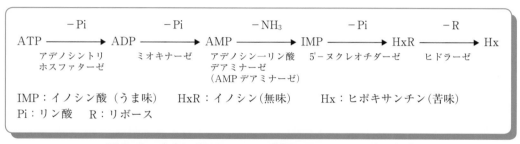

図3-2　食肉における ATP の分解と 5′-イノシン酸の生成

離アミノ酸，イノシン酸等のうま味成分の増加，生臭いにおいの軽減，保水性や結着性，軟らかさの回復等，食肉としての風味や調理・加工適性を積極的に向上させる工程である。食肉の熟成効果は，牛肉，豚肉，羊肉，野鳥肉等で認められるが，鶏肉ではあまり認められず熟成の必要性はない。なお，魚介類は一般に熟成を行わない。

　熟成には低温熟成（0～2℃）と高温熟成（12～15℃）がある。温度が高いほど熟成期間は短縮できるが，微生物が増殖しやすくなるため，低温熟成がおもに行われている。

（5）食肉の色・成分・機能

1）食肉の色

　食肉に含まれる色素には，色素たんぱく質のミオグロビン（肉色素），ヘモグロビン（血色素），その他に色素たんぱく質のチトクロム，脂溶性色素のカロテン，水溶性色素のリボフラビン（ビタミンB_2）等がある。しかし，チトクロム，カロテン，リボフラビンは量的に少なくほとんど色に影響しない。食肉中のミオグロビンとヘモグロビンの含量比は約5：1であり，このため食肉の色はおもに筋線維の細胞質の中に溶けているミオグロビンの色である。ミオグロビンは酸素に対する親和性がヘモグロビンより高く，ヘム鉄が酸素と結びつくことで，筋肉へ酸素を供給するとともに筋肉組織内の酸素貯蔵としての役割も果たしている。

　食肉の色の濃さに影響するミオグロビンの含有量は，家畜の種類，年齢，筋肉の部位，運動量等によって異なる。ミオグロビン含有量は，牛肉で0.5％前後，豚肉で0.05～0.3％，鶏肉で0.01～0.15％，羊肉で0.25％前後，馬肉で0.5～1.0％である。このようにミオグロビン含有量の多い牛肉や馬肉は，豚肉，羊肉，鶏肉に比べて肉色が濃くなる。また老齢動物の方が若齢動物よりもミオグロビン含量が多いため肉色が濃い（成牛0.4～1.0％，子牛0.3％）。

　ミオグロビンの構造はポルフィリン環をもつヘム色素とグロビンたんぱく質が結合したもので，ヘモグロビンと類似した化学構造を有する。食肉の鉄量の80％以上がミオグロビン由来の鉄である。

　食肉の保存や加工における肉色の変化を図3-3に示した。と殺直後の新鮮な食肉では，ミオグロビンのヘム鉄が2価の還元型（デオキシミオグロビン）であるため，暗赤色である。食肉を切ることによって，空気に触れた面はしばらくするとミオグロビンが酸素と結合（酸化ではなく酸素化）したオキシミオグロビンが増え，明るい赤色に変わる。このようにミオグロビンが酸素と結合して鮮赤（紅）色のオキシミオグロビン（ヘム鉄は2価）となり，生じる肉色の変化をブルーミングという。通常の生肉にはミオグロビンとオキシミオグロビンが混在することになる。さらに空気中に放置され，酸素との接触時間が長くなるとオキシミオグロビンやミオグロビンの酸化が進み，ヘム鉄が2価から3価に酸化されたメトミオグロビンに変わり肉色は赤褐色となる。これをメト化とよんでいる。

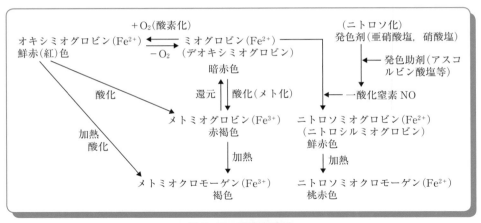

図3-3　肉色の変化

　また生肉を加熱した場合にも肉色は褐色となるが，これはミオグロビンのたんぱく質部分のグロビンが加熱変性すると同時に，ヘム鉄が酸化されるため，ミオグロビンやオキシミオグロビンもメトミオグロビンを経てメトミオクロモーゲン（ヘム鉄は3価）に変化するためである。

　また，ハム，ベーコン，ソーセージ等の製造では肉色を鮮やかな赤色に保持できるように発色剤（亜硝酸塩，硝酸塩）や発色助剤（アスコルビン酸塩等）が利用されている。ミオグロビンは発色剤添加によりニトロソ化してニトロソミオグロビンとなり，鮮赤色を呈する。ニトロソミオグロビンは加熱されると変性してニトロソミオクロモーゲンになるが，このとき肉色は褐色化せず，桃赤色を呈する。

　発色剤として用いられる硝酸塩は原料肉やピックル（塩漬剤の水溶液）中に存在する細菌類により亜硝酸塩に還元されてからニトロソ化に関与する。亜硝酸塩は肉中の乳酸等による弱酸性化で亜硝酸に変化した後，さらに一酸化窒素（NO）に分解される。ミオグロビンがこの一酸化窒素とすみやかに結合して赤色のニトロソミオグロビンとなる。また亜硝酸塩はボツリヌス菌の増殖抑制効果もあることが知られている。発色助剤のアスコルビン酸塩の役割は，メトミオグロビンの還元，亜硝酸塩の分解促進のほか，亜硝酸塩とアミン類の反応で生成が懸念される発がん性物質ニトロソアミンの生成抑制等である。発色剤による肉色の固定は，ヘム色素からの鉄の遊離を防ぎ，その結果，酸化が抑制される。

2）食肉の成分

　食肉成分の含有量は家畜の種類，食肉の部位によって異なるが，年齢，性別，及び栄養状態によっても異なり注意を要する。一般成分値を表3-2に示したが，特に，脂質と水分の含有量の違いが大きい。しかし脂質と水分の合計含有量はほぼ一定しており，脂質が多いものは水分が少なくなり，逆に脂質の少ないものは水分が多くなる。すなわち両者は負の相関関係にある。たんぱく質は食肉の種類や部位等による差が小さく，灰分は食肉の種類による差はない。食肉の主要栄養素はたんぱく質と脂質であ

表3-2　食肉類の一般成分

食品名			エネルギー	水分	たんぱく質	アミノ酸組成による たんぱく質	脂質	グリセロール当量 脂肪酸のトリアシル	炭水化物	灰分
			kcal	g						
牛肉	かた	（脂身つき，生）和 牛 肉	258	58.8	17.7	—	22.3	20.6	0.3	0.9
		（脂身つき，生）輸入牛肉	160	69.4	19.0	—	10.6	9.3	0.1	0.9
		（赤肉，　　生）和 牛 肉	183	66.3	20.2	—	12.2	11.2	0.3	1.0
		（赤肉，　　生）輸入牛肉	114	73.9	20.4	—	4.6	3.6	0.1	1.0
	サーロイン	（脂身つき，生）和 牛 肉	460	40.0	11.7	(10.2)	47.5	(44.4)	0.3	0.5
		（脂身つき，生）輸入牛肉	273	57.7	17.4	(14.7)	23.7	(21.5)	0.4	0.8
		（赤肉，　　生）和 牛 肉	294	55.9	17.1	(14.5)	25.8	24.1	0.4	0.8
		（赤肉，　　生）輸入牛肉	127	72.1	22.0	(18.5)	4.4	3.8	0.5	1.0
豚肉	かた	（脂身つき，生）大型種肉	201	65.7	18.5	—	14.6	14.0	0.2	1.0
		（脂身つき，生）中型種肉	224	63.6	18.3	—	17.2	16.8	0	0.9
		（赤肉，　　生）大型種肉	114	74.0	20.9	—	3.8	3.3	0.2	1.1
		（赤肉，　　生）中型種肉	113	74.0	21.4	—	3.5	3.1	0	1.1
	ロース	（脂身つき，生）大型種肉	248	60.4	19.3	17.2	19.2	18.5	0.2	0.9
		（脂身つき，生）中型種肉	275	58.0	18.3	(15.6)	22.6	22.1	0.2	0.9
		（赤肉，　　生）大型種肉	140	70.3	22.7	19.7	5.6	5.1	0.2	1.1
		（赤肉，　　生）中型種肉	131	71.2	22.9	(19.3)	4.6	4.1	0.2	1.1
鶏肉	むね	（皮つき，生）成 鶏 肉	229	62.6	19.5	(15.5)	17.2	16.5	0	0.7
		（皮つき，生）若 鶏 肉	133	72.6	21.3	17.3	5.9	5.5	0.1	1.0
		（皮なし，生）成 鶏 肉	113	72.8	24.4	(19.7)	1.9	1.5	0	0.9
		（皮なし，生）若 鶏 肉	105	74.6	23.3	19.2	1.9	1.6	0.1	1.1
	もも	（皮つき，生）成 鶏 肉	234	62.9	17.3	(17.4)	19.1	18.3	0	0.7
		（皮つき，生）若 鶏 肉	190	68.5	16.6	17.0	14.2	13.5	0	0.9
		（皮なし，生）成 鶏 肉	128	72.3	22.0	(18.5)	4.8	4.2	0	0.9
		（皮なし，生）若 鶏 肉	113	76.1	19.0	16.3	5.0	4.3	0	1.0

注　：アミノ酸組成によるたんぱく質及びトリアシルグリセロール当量の（　）内の数値はアミノ酸及び脂
　　　肪酸の組成を諸外国の食品成分表の収載値や原材料配合レシピ等を基に推計した場合の数値である。
資料：文部科学省科学技術・学術審議会資源調査分科会『日本食品標準成分表（八訂）増補 2023 年』2023 年

り，炭水化物はほとんど含まれず 1 % 以下と少ない。

a　水　分

　食肉類の水分含量は種類，部位により大きな差がある。水分は，老齢動物より若齢
動物，栄養状態が良かったものより悪かった家畜の食肉に多く，脂肪の多い食肉より
脂肪の少ない食肉に多い。

b　たんぱく質

　食肉類はたんぱく質を 15 〜 24 % 含んでいる。食肉たんぱく質は必須アミノ酸を豊

富に含む良質なたんぱく質であり，アミノ酸スコアはほぼ100である。食肉類は魚介類，卵，牛乳等と同様にたんぱく質食品として非常に栄養価がすぐれている。

　食肉のたんぱく質は，それらが存在する組織の部位，水や塩類水溶液に対する溶解度等から筋原線維たんぱく質，筋形質（筋漿）たんぱく質，肉基質（筋基質）たんぱく質に分類される。筋原線維たんぱく質は全筋肉たんぱく質の約50％を占め，筋形質たんぱく質と肉基質たんぱく質がそれぞれ15～35％を占める。

　筋原線維たんぱく質は高濃度の塩溶液（0.6 MKClに溶解）で抽出される。筋肉の収縮に関与するミオシンやアクチン，筋原線維の構造を調節するトロポニン，トロポミオシン，骨格構造を維持するコネクチン等も含まれる。おもなたんぱく質のミオシンとアクチンはアクトミオシンという複合たんぱく質を形成し，筋肉の収縮と弛緩，死後硬直と解硬において重要な役割を果たしている。

　筋形質（筋漿）たんぱく質は筋原線維間の筋漿（筋細胞の細胞質）に水溶液の形で存在するたんぱく質で，ミオグロビン，ヘモグロビン，ミオゲン，各種酵素類等が含まれる。これらのたんぱく質は死後の肉質変化や肉色に関与している。

　肉基質（筋基質）たんぱく質は膜（筋内膜，筋周膜，筋上膜）や腱，血管等の結合組織を構成しており，水や塩類水溶液に不溶のたんぱく質である。硬たんぱく質といわれるコラーゲン，エラスチン，レティキュリン等が含まれる。肉基質たんぱく質の中では，コラーゲンが最も多く含まれている。繊維状たんぱく質のコラーゲンは，水とともに長時間加熱すると変性して，水溶性の誘導たんぱく質であるゼラチンに変化する。煮こごりはゼラチンがゲル化したものである。また結合組織の多い肉を弱火で長時間煮込むと肉が軟らかくなるのは，結合組織を形成する肉基質たんぱく質のコラーゲンがゼラチン化するからである。コラーゲンやゼラチンはトリプトファンを含んでいないため，アミノ酸スコアは0である。加齢や運動によって肉基質たんぱく質が増加すると肉は硬くなる。

c 脂　質

　家畜の脂肪組織に蓄積した脂肪は組織脂質と蓄積脂質に分けられる。脂肪の含量は，家畜の品種，年齢，栄養状態や存在部位により大きく異なり，蓄積脂質〔中性脂肪（トリアシルグリセロールまたはトリグリセリド）〕で著しい。脂質は食肉成分の中で大きな差のある成分であり，脂質含量が数％の赤肉から，50％程度の霜降り肉まである。

　組織脂質には中性脂肪のほか，リン脂質，糖脂質，ステロール類が主成分として含まれる。このうちリン脂質は組織脂質全体の5～10％程度含まれ，肉の酸敗速度と関連している。ステロール類は組織脂質全体の0.5％前後含まれ，その大部分はコレステロールである。コレステロール含量は，内臓類（肝臓）で多い。組織脂質の量は動物種や栄養状態にかかわらず一定である。

　蓄積脂質は全脂質の90％を占め，ほとんどが中性脂肪である。食肉の蓄積脂質は家畜の年齢，栄養状態，部位等により大きく異なる。

食肉の脂質の脂肪酸組成では，一価不飽和脂肪酸のオレイン酸が多く，次いで飽和脂肪酸のパルミチン酸とステアリン酸が多い。必須脂肪酸のリノール酸は豚肉（7.6～13.3 %）や鶏肉（13.0～25.1 %）に比べ牛肉（1.1～5.8 %，子牛肉を除く）では少ない。またα-リノレン酸はいずれもわずかである。

　食肉の脂肪は，融点の高いパルミチン酸やステアリン酸等の飽和脂肪酸を多く含んでいるため，常温では固体となる。また飽和脂肪酸の割合が大きいほど（ヨウ素価が低いほど）食肉の脂肪の融点は高くなり，融点がヒトの体温より高くなるほど口溶けが悪く，舌触りも悪くなる。食肉脂肪の融点は動物種で異なり，鶏脂（30～32℃），豚脂（ラード，33～46℃），牛脂（ヘット，40～50℃），羊脂（44～55℃）の順に高くなる。脂肪の融点は，料理の供食温度及びメニューを左右し，冷製料理には一般に牛肉，羊肉は適していない。コールドビーフには脂肪の少ない牛肉が使われている。

d　炭水化物

　と殺直後の食肉中の炭水化物は，ほとんどがグリコーゲンとして存在する。筋肉中のグリコーゲンは死後，嫌気的に分解を受け乳酸へと変化するため，熟成終了後にはほとんど残っていない。したがって，食肉中の炭水化物含量は減少し，0.5～1.3 %程度となるが，その大部分はグリコーゲンである。また結合組織，皮下組織等に含まれるヒアルロン酸，コンドロイチン硫酸も存在する。

　肉類に含まれる炭水化物の量は，植物性の食品群と比べて微量であるため，差引き法による値は不適当である。そのため，魚介類，卵類と同様に全糖の分析値に基づいて決定される。

e　無機質

　食肉の無機質は，カリウムが最も多く，次いでリン，ナトリウム，マグネシウムが多い。食肉中にはカルシウムは少ない。食肉の無機質含量は，動物種にほとんど関係なく約１％である。内臓には筋肉よりも多くの無機質が含まれ，特に鉄や銅が多い。これらの無機質は，無機態（遊離型）以外にたんぱく質，脂質，炭水化物等と結合した有機態でも存在する。鉄は無機態よりもミオグロビン，ヘモグロビン中にヘム鉄として多く含まれ，鉄のすぐれた供給源となっている。亜鉛は，貝類（かき等）とともに肉類にも多く含まれている。カルシウム，マグネシウムは食肉の保水性に関与している。

f　ビタミン

　食肉にはビタミンB群が比較的多く含まれ，ビタミンB_1については豚肉（0.66 mg/100 g）が他の食肉に比べ数倍多く含んでいる。植物性食品に少ないビタミンB_{12}も含まれており，肝臓に特に多く含まれている。筋肉にはビタミンA，Cはほとんど含まれないが，脂身や肝臓にはビタミンA（レチノール）が多量に含まれている。肝臓はビタミンCもある程度含み，B群も含めビタミン類の良い供給源となる。

g　その他

　筋肉よりも肝臓にコレステロールが多く含まれている。5'-イノシン酸（IMP）は食

肉のうま味成分である。熟成した生肉の臭みは，アミノ酸が分解してできた硫化水素やメルカプタン類，カルボニル化合物，アンモニア等による。

3) 肉類の機能性成分

a　L-カルニチン

カルニチンは，昆虫の成長因子として見つかったアミノ酸の一種であるが，動物の筋肉や肝臓にも広く存在している。

長鎖脂肪酸は，ミトコンドリア内でβ酸化され，エネルギーとして利用される。L-カルニチンと結合した長鎖脂肪酸しかミトコンドリア内膜を通過することができないので，不足するとエネルギー源としての脂肪の利用が妨げられる。脂質代謝に関与していることから，脂肪燃焼促進作用及び血中中性脂肪の低下作用があり，また運動をあわせて行うことで蓄積脂肪を減少させることが知られている。一方，循環器への効果が期待され，慢性安定狭心症患者の運動耐性向上，うっ血性心不全患者の症状改善，心筋梗塞発作後の合併症や死亡率の低減に有効性が示唆されている。

L-カルニチンは，食事から1日50〜100 mg摂取するほか，約20 mgが体内でも合成されている。しかし，その合成速度は遅く，特に小児では合成酵素の活性が成人よりも低い。食事からの供給のほとんどが食肉類等の動物性食品であり，食肉はその約80％を占めている。

b　タウリン

タウリン（2-アミノエタンスルホン酸）は分子内に硫黄を含む化合物でカルボキシ基を有しないがアミノ酸に分類されることがある。たんぱく質を構成しているものではなく遊離の形で存在している。タウリンは主に魚介類に豊富に含まれ，魚介類が主要な供給源である。次いで食肉類にも多く含まれているが，乳，卵，野菜類にはほとんど含まれていない。ヒトの体内で生合成されるが，食品からの摂取が重要な供給源となる。タウリンは消化管内でコレステロールの吸収を抑制する作用がある。

c　コエンザイムQ_{10}

コエンザイムQ_{10}（CoQ_{10}）は，ユビキノンともよばれる脂溶性化合物である。ヒト組織中でのCoQ_{10}は脳と肺以外では還元型（ユビキノール）で存在している。加齢に伴いCoQ_{10}の生合成能は低下し，体内存在量は低下する。

CoQ_{10}は体内で生合成されるほかに，食物からも摂取され，その大部分は食肉類であり，骨格筋よりも内臓肉に多く含まれる。CoQ_{10}のその他の摂取源には，魚介類がある。また，CoQ_{10}は脂溶性のため，脂肪の多い食事と共に摂取することにより吸収率が高まるといわれている。

CoQ_{10}は，エネルギー産生を助けることから抗疲労効果が，また強力な抗酸化物質として活性酸素の増加を抑制することから，酸化ストレスに由来する病気の予防・治療や老化防止に役立つことが期待されている。

d　その他

食肉たんぱく質の酵素加水分解物の中から，運動機能促進作用のある抗酸化性物質

カルノシン，アンジオテンシン交換酵素（ACE, angiotensin-converting enzyme）阻害ペプチド，鎮痛作用，血圧降下作用を示すペプチド，血小板凝集阻害ペプチド，コレステロール上昇抑制ペプチド等が見いだされている。

（6）食肉の種類と特徴

1）家畜・家禽の食肉への処理

食肉の性状（肉色，硬さ，風味等）は食肉の種類によって異なるが，育種条件，と殺条件，熟成条件等も影響を及ぼす要因になっている。

家畜をと殺し，放血後，皮，頭，四肢，尾部，内臓等を取り除いて骨つきの枝肉（丸）とし，さらに背骨に沿って縦に2分割して半丸とする。半丸枝肉が枝肉取引規格に基づいておもに卸売市場で取引されている。食肉はさらに部位別に分割し除骨した後，余分な脂肪を削って部分肉とされる。さらにカットやスライスされて精肉として販売される。

生体重に対する枝肉の割合を枝肉歩留まりといい，牛49～60％，豚60～71％，鶏70％前後，羊45～55％，馬45～55％である。豚は牛より枝肉歩留まりが良く，鶏の歩留まりが最も高い。

日本食品標準成分表2020年版（八訂）では，牛肉や豚肉の部位肉（ヒレを除く）は「脂身つき」と「脂身なし」に分けて，「脂身」と共に分類・配列されている。脂身つきには「脂身つき」と「皮下脂肪なし」がある。「脂身なし」には皮下脂肪，筋間脂肪を除いた「赤肉」がある（図3-4）。

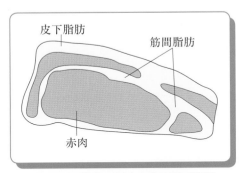

図3-4　牛肉，豚肉の赤肉及び脂肪

資料：文部科学省科学技術・学術審議会資源調査分科会『日本食品標準成分2020年版（八訂）』2020年

2）部分肉の部位と肉質の特徴

枝肉からの部分肉の歩留まり率は牛で75％前後，豚で73％前後。いずれも枝肉の格付等級が高いものほど筋肉が充実して皮下脂肪が少なく，部分肉や精肉の歩留まり率はよくなる。

部分肉の部位は図3-5に，肉質の特徴と適した調理法については表3-3・4・5に示した。

表3-3　牛肉の部分肉の特徴と適した料理

部位	肉質の特徴と適した料理
かた	やや硬く脂肪分の少ない赤身肉。うま味成分が豊富で，味は濃厚。エキス分やコラーゲンが多く，煮込み料理，スープ原料に適する。
かたロース	やや筋が多いが脂肪分が適度にある風味のよい部位。しゃぶしゃぶ，すき焼き，焼き肉など薄切り料理に適する。
リブロース	きめが細かく，肉そのものを味わうローストビーフ，ステーキに。霜降りのものは，すき焼きに最適である。
サーロイン	きめが細かくて軟らかく，肉質は最高。ステーキに最適で，ローストビーフやしゃぶしゃぶにも。
ばら	かたばら（ばら前方部）はきめ粗く硬め。こってりと煮込んだり，こま切れは肉じゃがなどに。ともばら（ばら後方部）はきめ粗いが霜降りになりやすい。濃厚な味わいで，シチューやカルビ焼きに。
もも	ももは赤身の大きな固まりである。うちもも（もも上部）は牛肉の部位中最も脂肪が少ない。ステーキやローストビーフなど厚切り料理や焼き肉，煮込み料理に。しんたま（もも下部）はきめが細かく軟らかで，脂肪が少ない部位である。ローストビーフやシチュー，焼き肉，ビーフカツなどに。
そともも	きめがやや粗く，脂肪の少ない硬めの肉である。薄切り，こま切れにして炒め物に。
ランプ	味に深みがあり軟らかい赤身肉。たたき，ステーキやローストビーフをはじめあらゆるメニューに利用できる部位である。
ヒレ	きめの細かい大変軟らかな部位。脂肪分が少ないので，ステーキやビーフカツなど焼き物や揚げ物に。加熱しすぎると硬くなるので，注意。

資料：全国食肉公正取引協議会編『お肉の表示ハンドブック2015』全国食肉公正取引協議会，2015年を一部改変

表3-4　豚肉の部分肉の特徴と適した料理

部位	肉質の特徴と適した料理
かた	きめが粗く，硬め。脂肪分が多少あるため，角切りにして煮込むとよい味が出る。シチューやポークビーンズに。
かたロース	きめはやや粗く硬めでこくのある濃厚な味である。カレーや焼き豚，しょうが焼きなどに。すじを切ってから調理を。
ロース	きめが細かく，適度な脂肪でヒレと並ぶ最上部位。外側の脂肪にうま味がある。トンカツ，豚しゃぶなどに。ロースハムの原料。
ヒレ	きめの細かい軟らかな部位。脂肪分が少なくビタミンB_1が豊富。トンカツ，ソテーなど油を使う料理に最適である。
ばら	赤身と脂肪が層になり，骨付きのものはスペアリブとよばれる。濃厚な味なので，カレーやトンポーローなど煮込み料理に。
もも	脂肪が少なく，きめ細かい。ヒレに次ぎビタミンB_1が多い。ソテーや焼き豚などに。ボンレスハムの原料である。
そともも	牛肉の「ランプ」「そともも」の部位にあたり，きめが粗いので薄切りにして炒め物や煮込み用に。

資料：全国食肉公正取引協議会編『お肉の表示ハンドブック2015』全国食肉公正取引協議会，2015年を一部改変

表3-5　鶏肉の部分肉の特徴と適した料理

部位	肉質の特徴と適した料理
手羽	手羽さきはゼラチン質（コラーゲン）や脂肪が多くて濃厚な味である。スープやカレー，煮物に。 手羽もとは，手羽さきよりは淡白であるが，ほどよく脂肪がつき，味にこくがある。炒め物や揚げ物に。
むね肉	軟らかく味も淡白であっさりしている。脂肪の少ない部位。から揚げやフライに。
もも肉	肉の中に脂肪が入りよく締まっているので，味にこくがある。むね肉に比べるとやや硬めである。照り焼き，ローストチキン，フライ，から揚げ等に。
ささみ	形が笹の葉に似ている。淡白な味で，脂肪は少なく，たんぱく質を多く含む。揚げ物，酒蒸しやサラダ，和え物に。

資料：日本食肉消費総合センター編『新食肉がわかる本』日本食肉消費総合センター，2005年を一部改変

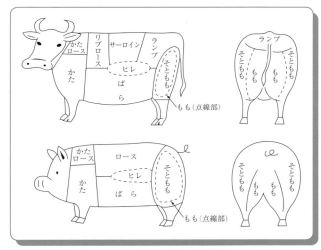

図3-5　牛肉及び豚肉の部分肉名

注　：点線内は内側の部位を示す。
資料：文部科学省科学技術・学術審議会資源調査分科会『日本食品標準成分表2020年版（八訂）』
　　　2020年

■（7）おもな食肉類

1）牛　肉

　牛肉の原産地から，国産牛肉と輸入牛肉の2種類に分けられる。また，国産牛肉は，さらに「和牛」と「国産牛」と表示されるものに分けられる。和牛は，日本古来の在来種で肉専用種の黒毛和種，褐毛（あかげ）和種，無角和種，日本短角種，和牛間交雑種（2つのタイプあり）等の品種の牛をいう。一方，日本国内で産まれ肥育された牛や外国で産まれた牛でも日本国内での肥育期間の方が長ければ原産地が国産となり国産牛とされる。和牛は品種のことをさしており，外国産であっても和牛といえるものが存在するがごくわずかである。日本で販売されている国産牛肉のほとんどは，ホルスタインの雄を去勢して肥育した牛から生産された牛肉，またはホルスタインの

雌と黒毛和種の雄を交配した牛から生産された牛肉である。輸入牛肉は，外国からフローズンビーフ（冷凍牛肉）やチルドビーフ（半冷凍牛肉）の形で輸入されている。

牛肉の組織は一般に硬く弾力があり，赤褐色をしているが，霜降り肉は骨格筋中に中性脂肪を細かく分散，蓄積させたもので，肉質は軟らかく，和牛香等の好ましい風味をもっている。そのほとんどが和牛や銘柄牛（ブランド牛）で生産される。

牛の可食副生物にはハツ（心臓），レバー（肝臓），マメ（腎臓），ミノ（第一胃），センマイ（第三胃），ハラミ（横隔膜），サガリ（横隔膜），ヒモ（小腸），シマチョウ（大腸），タン（舌），ホホニク（頬肉），テール（尾）等がある。

生食用の馬刺し（馬肉）については以前から衛生基準通知に基づいて管理されているが，生食用食肉として販売される牛の食肉（内臓を除く）については，腸管出血性大腸菌による食中毒事件を契機に 2011（平成 23）年に規格基準が設定された。また牛肝臓は 2012（平成 24）年 7 月に，豚の食肉は 2015（平成 27）年 6 月に生食用として販売・提供することが禁止された。

BSE（牛海綿状脳症）が，1986（昭和 61）年にイギリスで初めて確認された。BSEは脳の組織に空洞ができスポンジ状の変化を起こす牛の病気で，歩行困難，起立不能等の症状を示す遅発性かつ悪性の中枢神経系の疾病である。ヒトや他の動物に似た病気としてめん羊や山羊のスクレイピー，ネコ海綿状脳症，ヒトについてもクールー病，クロイツフェルト・ヤコブ病(CJD)，変異型クロイツフェルト・ヤコブ病(vCJD)等がある。動物試験では BSE が vCJD の原因であることを示唆する結果が示されている。BSE の病原体は，異常プリオン（たんぱく質）であり，正常プリオンの構造が変化してできるといわれている。BSE 感染牛の拡大の原因は，牛の餌に異常プリオンを含んだ肉骨粉を使用したことによる。牛の特定の部位（脳，脊髄，眼，回腸遠位部）に集中して蓄積される。この部位を特定危険部位とよんでおり，各国では法令により特定危険部位の排除を義務づけている。BSE 発生国からの輸入牛肉に対する対策として，月齢制限（若齢の牛には BSE 汚染例がない）や特定危険部位（異常プリオンが蓄積されやすい部位）の混入防止がなされている。異常プリオンたんぱく質は，耐熱性で，134 ℃以上，60 分間の加熱でようやく不活化させることができる。また，1 〜 5 ％次亜塩素酸ナトリウムでは，2 時間の処理が必要とされる。

2）豚 肉

豚の代表的な品種には，大ヨークシャー，中ヨークシャー，バークシャー，ランドレース，ハンプシャー，デュロック等がある。食肉として出回っている 90 ％以上はこれら 6 種類の純粋種を交配した交雑種のものであり，牛と違って純粋種が少ないのが特色である。交雑方法は三元交雑が広く行われている。国内で肥育され，小売りされている豚の 75 ％はランドレースと大ヨークシャーとデュロックをかけ合わせた三元交配種（三元豚）である。交配種は雑種強勢効果による強健性と原種の産肉性（肉量），繁殖性，肉質の良さをあわせもっている。黒豚とは国産，外国産を問わず純粋のバークシャー種（国産，外国産は原産地表示で判別）のことであり，肥育の期間が長

くかかるが，肉質を重視して育てられた豚である。

　SPF豚とは，特定病原菌不在（specific-pathogen-free）の略称で，豚の発育に大きな影響を及ぼす病気（マイコプラズマ性肺炎，萎縮性鼻炎，豚赤痢，オーエスキー病，トキソプラズマ病等）にかかっていないことが証明された豚のことである。厳重な防疫体制下で飼育されるが，無菌豚ではない。病気によるストレスがないため，発育が早いのが特徴であり，肉質は軟らかく，あっさりしていて風味が良く，豚肉特有の臭みがないといわれている。また抗生物質等の薬剤の使用が一般の豚に比べてきわめて少なく，安全性の面から生産量が増えてきている。

　豚の可食副生物にはタン（舌），ハツ（心臓），レバー（肝臓），マメ（腎臓），ガツ（胃），ヒモ（小腸），ダイチョウ（大腸），豚足（足）等がある。

　3）鶏　肉

　にわとりの種類は，肉用種，卵肉兼用種，卵用種に大別され，ほかにオナガドリ等の愛玩用も存在する。一般に成長が早く，生産効率のよい品種や飼育方法で大量生産される肉用若鶏を総称して"ブロイラー"とよんでいる。現在，ブロイラーが肉用種の主流となっているが，おもなブロイラーは白色コーニッシュの雄と白色プリマスロックの雌の交雑種である。その鶏肉は8週齢（生体重3kg弱）まで飼育したもので，肉づきがよく，肉色は淡い。肉質は軟らかく，フライドチキンやから揚げには適しているが，味は淡白であり，水っぽいため鍋物には適さない。わが国のブロイラーは，欧米に比べ大きめの生体重まで育成して出荷されることが多いが，欧米では骨つき肉での消費が多く，日本では骨をはずした正肉での消費が多いことによる。

　日本在来種のコーチン種やしゃも種等は飼育期間が3〜5か月と長く，肉づきは少なく，肉質は硬いが，そのぶん締まりがあり，歯ごたえや濃厚な風味に特徴をもっている。また，産卵しなくなった主要な卵用種の白色レグホーン種は，廃鶏肉として利用されるが，肉質が硬いためおもに加工用として利用されている。

　鶏肉は若鶏（ブロイラー）と国産銘柄鶏によるものに区分される。国産銘柄鶏はさらに地鶏と銘柄鶏に区分される。「地鶏」とは，在来種（明治時代までに定着した鶏の38品種）の素ひな（在来種由来血液百分率が50％以上のもので，出生証明できるもの）を平飼い（鶏舎内または屋外において，自由に運動できるようにしてあるもの）による飼育方法で，孵化日から80日間以上飼育したものである。地鶏として名古屋コーチン，さつま地鶏，比内鶏等が有名だが，さらにブロイラーとはひと味違う"うまい鶏"をめざして，各地で新しい銘柄鶏も生まれている。「銘柄鶏」とは，地鶏以外の鶏ひなを，飼料や環境等を工夫して飼育することにより品質を良くした食用鶏である。特に味がよく，胸の肉づきも良い"しゃも種"を交配させたものが多く，"東京しゃも"，茨城県の"奥久慈しゃも"，岩手県の"南部かしわ"，奈良県の"大和肉鶏"等があげられる。

　鶏の可食副生物にはハツ（心臓），レバー（肝臓），すなぎも（筋胃），皮，軟骨（胸骨やひざの軟骨）等がある。

4）その他の肉

　羊肉はめん羊肉ともいう。日本での飼育は少なく，肉はオーストラリアやニュージーランドからの輸入が多い。通常，生後１年未満の肉をラム，１年以上のものをマトンという。ラムは臭みが少なくて軟らかいので，マトンより上質の肉とされている。マトンは特有の臭みがあり，肉色は濃く，肉質はやや硬い。ジンギスカン料理（鍋，焼き）や煮込み等に利用される。羊肉の脂肪は融点が高く，特有のにおいと舌触りから冷食には適していない。

　馬肉（さくら肉）はミオグロビンが多いので非常に赤黒い。またグリコーゲンが他の食肉よりも多く含まれている（馬肉は約１％，牛肉は0.1～0.2％）ので，グリコーゲンにより甘く感じられるとともに，煮たときに泡立つ。馬肉の料理としてはさくら鍋と馬刺し（特に脂肪が入った部分）が有名である。

（8）おもな食肉加工品

　加工食品品質表示基準によれば食肉の加工食品には加工食肉製品，鳥獣肉の缶・瓶詰，加工鳥獣肉冷凍食品，その他の食肉製品等がある。また個別の品質表示基準としてベーコン類，ハム類，プレスハム，混合プレスハム，ソーセージ，混合ソーセージの品質表示基準がある。食肉加工食品は，ベーコン，ハム，ソーセージ類が大部分を占める。

　食肉加工品の製造においては，塩漬（キュアリング）やくん煙処理が重要な役割を果たす。塩漬とは，食塩，発色剤（亜硝酸塩，硝酸塩），砂糖，香辛料等の塩漬材料を原料肉に浸透させて肉色固定や調味を行う操作である。塩漬材料を肉にすり込む乾塩法，塩漬材料を加えた塩漬液につけ込む湿塩法，塩漬液を肉に注射する注入法等がある。塩漬により肉の風味や水分活性低下（例えば生肉の水分活性は0.98～0.99であるのに対し，ハムは0.89～0.935）による保蔵性の向上のほか，飛躍的に保水性や結着性が向上する。また，発色剤にはボツリヌス菌の増殖を抑制する作用もある。くん煙処理には，風味付けや水分活性の低下，抗菌作用，脂質の酸化防止等の作用がある。

1）ベーコン

　ベーコン類は，豚肉のみを使用する。本来は豚のばら肉を塩漬，乾燥し，くん煙した製品であるが，ばら肉以外の部位を原料とするものも含まれる。その使用部位（部分肉は骨付のものも含む）により，ベーコン，ロースベーコン，ショルダーベーコン，ミドルベーコン，サイドベーコン等に分類されている。ベーコンはばら肉であるが，ロースベーコンはロース肉，ショルダーベーコンはかた肉をそれぞれ整形し，塩漬・くん煙（冷くんまたは温くん）したものである。ミドルベーコンは胴肉，サイドベーコンは半丸枝肉をそれぞれ塩漬・くん煙したものである。ミドルベーコンやサイドベーコンのばら肉からベーコンが，またロース肉からロースベーコンが，サイドベーコンのかた肉からショルダーベーコンが切り取られ整形加工される場合もある。ハム，ソーセージ類と異なり，加熱とケーシングへの充填は行われない。

2）ハ　ム

ハム類も豚肉を使用し，その使用部位や骨がついているかいないか等により，骨つきハム，ボンレスハム，ロースハム，ショルダーハム，ベリーハム，ラックスハム等に分類されている。骨つきハムは骨つきもも肉，ボンレスハムは骨なしもも肉，ロースハムはロース肉，ショルダーハムはかた肉，ベリーハムはばら肉，ラックスハム（生ハム）はかた肉・ロース肉・もも肉を使用する。一般的な加工工程には整形，塩漬，ケーシング等での包装，くん煙，加熱（湯煮もしくは蒸煮）等がある。骨つきハムはケーシング等での包装はせず，くん煙しないものもある。また乾燥はするが加熱しないものが多い。ロースハム，ショルダーハム，ベリーハムはケーシングで包装した後，くん煙（くん煙しないものもあり），加熱して製造される。ラックスハムは整形，塩漬し，ケーシング等で包装された後，低温でくん煙（くん煙しないものもあり），乾燥して製造される。

本来のハム類ではないプレスハムは，塩漬した畜肉（豚肉，牛肉，馬肉，めん羊肉，山羊肉）または家禽肉を切断した小さな肉塊に調味料，香辛料，つなぎ（畜肉，家兎肉，家禽肉等のひき肉やそれらにでん粉等のつなぎ剤を練り合わせたもの）等を加えてケーシングに充填し，くん煙，加熱した食肉加工品である。製法はハムよりソーセージに近く，日本独特の加工品である。肉塊としてさらに家兎肉や魚肉，つなぎに魚肉を用いてもよいのが混合プレスハムである。

3）ソーセージ

ソーセージ類は，原料畜肉類（畜肉，家禽肉，家兎肉等）のひき肉（さらにそれらの臓器や可食部分，魚肉，鯨肉等のひき肉やすりつぶしたものを加えてもよい）を，調味料及び香辛料で調味し，ケーシングに充填して製造される。多様な原料配合や塩漬，くん煙，加熱，乾燥等の処理を行うものと行わないものがあり。さまざまな製品が製造されている。ソーセージの種類は非常に多いが，大別すると，ドメスチックソーセージとドライソーセージがある。ドメスチックソーセージは，水分含量が 55 〜 60 ％で食肉同様，冷蔵保存が必要であり，軟らかい。ウインナーソーセージ，フランクフルトソーセージ，ボロニアソーセージ，リオナソーセージ，レバーソーセージ等が該当する。ドライソーセージは保存性を重視して乾燥され，水分含量が 25 〜 35 ％で長期保存性にすぐれている。サラミソーセージはドライソーセージに分類される。水分 55 ％以下のものはセミドライソーセージに分類される。

ケーシングには牛，豚，羊の腸，胃または食道，コラーゲンフィルム，セルロースフィルム，合成フィルム等が利用される。ボロニアソーセージは牛腸または製品の径の太さが 36 mm 以上の人工ケーシングに詰めて加工したもの，フランクフルトソーセージは豚腸または製品の径の太さが 20 mm 以上 36 mm 未満の人工ケーシングに詰めて加工したもの，ウインナーソーセージは羊腸または製品の径の太さが 20 mm 未満の人工ケーシングに詰めて加工したものである。

2 魚介類

（1）はじめに

　魚介類とは水産動物を総称する言葉で，広義には水中に棲むすべての動物を意味している。日本周辺の海は寒流と暖流が交わり，古くから魚の宝庫といわれる絶好の漁場であり，魚介類も重要なたんぱく質供給源として利用されてきた。食品成分表2020年版（八訂）および増補2023年の収載数は18食品群の中で最も多い。

（2）生産と消費

　日本の魚介類の消費量は多く，その種類も1,000種以上といわれる。しかし，近年は異常気象による水温上昇，乱獲による資源量の減少，国際的な漁獲量の制限等により国内生産量は減少傾向にあり，輸入される魚介類が増加している。基本的には天然物を漁獲して利用するが，最近では養殖物が大半を占めるものもある。

（3）分　類

　魚介類の種類と特徴を表3-6に示した。海水産魚類は生息場所によっても分類されるほか，形，表皮の色，肉の色によっても分類されることがある。

（4）魚介類の構造

1）魚　類

　魚類は頭部，胴部，尾部に分けられる。体表の真皮には石灰質が沈積して，鱗を形成している。食用にされる筋肉は畜肉類と同じく横紋筋で，筋原線維が集合した筋線維の束から構成されている。脊椎骨の左右に発達した体側筋では筋線維の束が集まって筋節となり，魚体の背部と腹部に分かれて並んでいる。筋節同士を接合する薄い隔膜は，加熱するとゼラチン質になるため筋節がはがれやすくなる。

> **コラム　天然魚と養殖魚**
>
> 　養殖魚では，ぶり類，たい，うなぎ，ひらめ，ふぐ，ます類，あゆ等が有名であるが，最近では，資源の減少が続くまぐろの養殖も行われている。日本食品標準成分表2020年版（八訂）によると，天然魚と養殖魚が併記されているのは，あゆ，まだい，ひらめ，くろまぐろである。成分的にはたんぱく質や無機質にはさほど差がないものの，脂質については養殖魚は天然魚より高含量である。これは，自然のえさよりも脂質を多く含む高カロリーのえさを与えられ，生け簀等の限られた場所での養殖のために運動不足になることが原因とされている。

表3-6　魚介類の種類と特徴

分類		種類（例）	特徴
海水産魚類	遠洋回遊魚	えい，かじき，かつお，さめ，まぐろ	外洋を回遊している大型魚。
	近海回遊魚	あじ，いわし，かんぱち，さば，さわら，さんま，にしん，ぶり	おもに日本近海を回遊している。赤身魚が多い。
	沿岸魚	いかなご，いさき，かます，きす，このしろ，さより，しらうお，すずき，たい，ふぐ，ぼら	日本沿岸に生息し，回遊している。ほとんどが白身魚。
	底生魚	あいなめ，あなご，あんこう，かれい，ぎんだら，たちうお，たら，はも，ひらめ，ほっけ，まながつお，むつ，めばる，メルルーサ	海底または岩礁に生息している。ほとんどが白身魚。
遡降河回遊魚類		海から川へ行き産卵：さけ，ます，ししゃも 川から海へ行き産卵：うなぎ	生息場所と産卵場所が異なる。
淡水産魚類		あゆ，こい，どじょう，なまず，にじます，はぜ，ひめます，ふな，やまめ，わかさぎ	川，湖，沼等に生息している。
甲殻類		あみ，えび，かに，しゃこ	キチン質の殻でおおわれている。
軟体動物	斧足類	あさり，かき，はまぐり，ほたてがい，あかがい	左右に貝殻をもつ（二枚貝）。
	腹足類	あわび，さざえ	らせん状の殻をもつ（巻貝）。
	頭足類	まだこ，するめいか，こういか	左右対称で脚に吸盤があり，墨袋をもつ。
棘皮動物		うに，なまこ	放射相称。石灰質の骨片をもつ。
腔腸動物（刺胞動物）		くらげ	腔腸（胃水管系）をもつ。
原索動物		ほや	左右対称。脊索をもつ。

資料：瀬口正晴・八田 一編『食品学各論』化学同人，2010年より一部改変

　魚肉は色の淡い普通肉（普通筋）と赤褐色の血合肉（血合筋）からなる。血合肉は魚類に特有で，普通肉に比べてミオグロビンやヘモグロビン等を多く含むほか，脂質，鉄，ビタミンも多い（表3-7）。白身魚とよばれるたいやかれい等では血合肉は体側表面に存在し，その量も少ない。しかし，赤身魚とよばれるかつおやまぐろでは量も多く，中心部近くにまで達する（真性血合肉，図3-6）。一般に，白身魚は沿岸魚や底生魚に多く，赤身魚は回遊魚に多くみられる。

　2）その他

　一般に，二枚貝は貝殻以外すべてが可食部となる。ほたてがいでは殻を閉じるための閉殻筋（貝柱）の1つが中央に移動して大型となっている。巻き貝は頭部と足部がよく発達しており，おもにこの部分を食用とする。また，いかの胴体である外套膜の環状筋は，体軸方向に走る表皮のコラーゲンと強く結合している。するめを加熱すると丸まるのは表皮のコラーゲンが収縮するためである。

表3-7　数種魚類の血合，普通両筋肉の一般成分　　　（％）

種類	魚種	部位	水分	たんぱく質	脂質	灰分
赤身魚	まさば	血合肉	73.6	19.4	4.9	1.1
		普通肉	75.8	23.6	0.8	1.4
	まいわし	血合肉	70.0	15.9	12.8	1.0
		普通肉	72.0	23.1	2.9	1.4
白身魚	たら	血合肉	77.8	18.6	2.5	1.1
		普通肉	78.4	19.9	0.5	1.3
	おひょう	血合肉	62.0	11.3	27.3	0.8
		普通肉	77.7	14.5	7.0	1.1

資料：日本水産学会編『水産学シリーズ 35 多獲性赤身魚の有効利用』恒星社厚生閣，1981 年

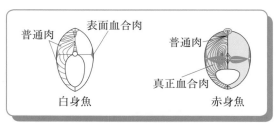

図3-6　血合肉の分布

　えびやかに等はキチン質の外骨格におおわれており，かに類では頭と胸部が融合した頭胸部を甲羅とよんでいる。

（5）成分・機能

1）水　分

　水中に棲むため水分含量の高いものが多い。一般には 70 ％前後であるが，深海魚の中には 80 ％を超えるものもある。また，季節により脂質含量が高くなると水分が減少して 60 ％以下になることもある。

2）たんぱく質

　魚類では 14 ～ 26 ％程度であるが，二枚貝の可食部等では 10 ％以下と低くなる。筋肉たんぱく質は，畜肉と同様に筋形質たんぱく質，筋原線維たんぱく質，筋基質たんぱく質に大別される（表3-8）。魚肉の筋基質たんぱく質は，普通 2 ～ 3 ％で畜肉より低く，魚肉が軟らかいことの一因になっている。また，白身魚は赤身魚に比べて筋形質たんぱく質が少なく，筋原線維たんぱく質が多い。筋原線維たんぱく質の中ではミオシンが 60 ％近くを占めており，水産練り製品の弾力性を示す「足」の形成でも重要な役割を果たしている。加熱によって凝固するたんぱく質量の違いから，白身魚はほぐれやすく「でんぶ」となり，赤身魚は硬い「節」になりやすい。

　魚介類のコラーゲン含量は魚種によって異なり，低含量の魚ほど生の肉質は軟らか

表3-8　魚介類の筋肉たんぱく質組成（全筋肉たんぱく質量中の％）

たんぱく質	筋形質たんぱく質	筋原線維たんぱく質	筋基質たんぱく質
溶解性	水溶性	塩溶性	不溶性
存在箇所	筋細胞間または 筋原線維間	筋原線維	結合組織
代表例	ミオグロビン ヘモグロビン	ミオシン アクチン	コラーゲン エラスチン
魚介類	20～50	50～70	＜10
食肉類	30～40	40～50	20～30

資料：喜多野宣子・上村昭子・久木久美子著『食べ物と健康Ⅱ』化学同人，2010年より一部改変

い。いかやたこではコラーゲン含量が高いため魚よりも硬くなる。魚類のコラーゲン
は加熱によってゼラチンとなり，冷えるとゲル化して「煮こごり」ができる。

　魚類のアミノ酸スコアはほとんどのものが100であるが，ぎんだら等，第1制限ア
ミノ酸がトリプトファンである場合もある（1985年FAO/WHO（世界保健機関）/UNU
（国連大学）パターンによる）。貝類，軟体類，甲殻類では60～90程度で，第1制限ア
ミノ酸はトリプトファンであることが多い。魚介類はリシンに富むことから，白米の
副食として摂取することでアミノ酸の補足効果も期待できる。

3）脂　質

　脂質の含量は0.5～20％程度であるが，同一の種類でも，季節，年齢，部位，天
然と養殖の違いによって変動する。魚類に比べて甲殻類や軟体動物では脂質含量は低
い。魚類の場合，一般に，脂質含量は白身魚（底生魚に多い）より赤身魚（回遊魚に多
い）の方が高い。また，普通肉より血合肉の方が，背部より腹部の方が（図3-7），天
然魚より養殖魚の方が脂質含量が高い。組織脂質に比べて貯蔵脂質が多く，これらは
皮下脂肪層，内臓周辺あるいは血合肉に含まれている。脂質含量は，産卵期と連動し
て周年変化をすることが多い（図3-7）。一般に産卵前は脂質含量が高く，この時期を
「旬」とよんでいる。

　魚介類脂質の脂肪酸組成を表3-9に示した。脂質はほとんどが中性脂肪（トリアシ

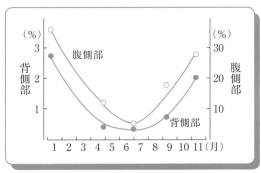

図3-7　まぐろ肉脂質含量の季節変化

資料：清水　亘「水産動物に関する研究第5報　マグロ肉成分の季節的変化」日本水産学会誌，13(1)，1947
　　　年，pp.27-28

表3-9　魚介類の成分　(%)

種類	水分	たんぱく質[1]	脂質[2]	灰分	脂肪酸				
					飽和	一価	多価	IPA[3]	DHA[3]
まあじ（生）	75.1	16.8	3.5	1.3	1.10	1.05	1.22	8.8	17.0
まさば（生）	62.1	17.8	12.8	1.1	4.57	5.03	2.66	5.7	7.9
さんま（生）	55.6	16.3	22.7	1.0	4.84	10.58	6.35	6.7	10.2
まがれい（生）	77.8	17.8	1.0	1.2	0.23	0.29	0.43	18.9	10.1
まだい（天然，生）	72.2	17.8	4.6	1.3	1.47	1.59	1.38	6.7	13.8
まだら（生）	80.9	14.2	0.1	1.2	0.03	0.03	0.07	17.3	31.0
あさり（生）	90.3	4.6	0.1	3.0	0.08	0.05	0.09	7.7	15.0
くるまえび（養殖，生）	76.1	18.2	0.3	1.7	0.08	0.05	0.12	13.6	17.4
ずわいがに（生）	84.0	10.6	0.2	1.6	0.03	0.06	0.13	31.4	15.3
するめいか（生）	80.2	(13.4)	0.3	1.3	0.11	0.03	0.19	12.9	40.2
まだこ（生）	81.1	11.7	0.2	1.7	0.09	0.06	0.11	7.7	15.0

注　：1）アミノ酸組成によるたんぱく質の値を記載
　　　2）脂肪酸のトリアシルグリセロール当量の値を記載
　　　3）総脂肪酸中の%
資料：文部科学省科学技術・学術審議会資源調査分科会報告『日本食品標準成分表（八訂）増補 2023 年』『同脂肪酸成分表編』2023 年

ルグリセロール）であり，飽和脂肪酸に比べて不飽和脂肪酸が多い。特に，炭素数 20 以上の多価不飽和脂肪酸（炭素数 20 以上で二重結合を 3 個以上含むものは高度不飽和脂肪酸ともいわれる）が 20 〜 40 % 程度含まれ，IPA（イコサペンタエン酸，EPA：エイコサペンタエン酸ともいう）や DHA（ドコサヘキサエン酸）の含量が高い。これらの脂肪酸は魚以外にはほとんど含まれておらず，血清コレステロール低下作用等の生理作用も有している。一方で，不飽和脂肪酸は酸化されやすく，褐変の原因ともなるため注意が必要である。長期保存の塩蔵品や干物にみられる「油焼け」とよばれる現象は，酸化生成物であるカルボニル化合物がアミノカルボニル反応により褐変したものである。

　魚介類のうち，魚卵類はコレステロールを多く含み（350 〜 500 mg/100 g 程度），うに，いか，えび，たこの順に 300 〜 100 mg/100 g 程度のコレステロールを含んでいる。

4）炭水化物

　一般に微量であるため，食品成分表 2020 年版（八訂）では差引き法ではなくアンスロン−硫酸法による全糖の分析を行っている。魚介類の炭水化物は主としてグリコーゲンの形で存在し，魚類では白身魚より赤身魚に多いが，1 % 未満である。貝類では 1 〜 7 % 含まれており，かきやいがい等に多い。かきでは冬から春にかけてグリコーゲン含量が高くなる。

5）無機質

　灰分含量としては 1.5 % 前後である。赤身魚ではミオグロビン由来の鉄が多く含まれ，小魚やえび等は骨ごと，または殻ごと食するので良好なカルシウム源となる。魚

類に比べて軟体動物や甲殻類には銅や亜鉛が多く含まれる。

6）ビタミン

魚介類に含まれるビタミンは脂溶性が多く，特に魚肉はビタミン A（うなぎ，やつめうなぎ，あなご，ぎんだら等に多い）やビタミン D_3（コレカルシフェロール，いわし，かつお，さば，さんま等に多い）のほか，ビタミン E にも富んでいる。水溶性ビタミンは少ないが，うなぎやこいのようにビタミン B_1，B_2 等の含量が比較的高いものもある。一般に，ビタミンは筋肉よりも内臓に多く，また，普通肉より血合肉に多く含まれる。皮ではビタミン B_2 の含量が高い。貝類はプロビタミン A であるカロテンが多く，ビタミン B_{12} の含量も高い。淡水魚や貝類には，ビタミン B_1 分解酵素のアノイリナーゼ（チアミナーゼ）を含むものがある。

7）エキス成分

エキス成分とは魚介類の風味の主体となる成分で，熱水で抽出される成分のうち各種栄養素や色素等を除く，非たんぱく態窒素化合物（遊離アミノ酸，低分子ペプチド，核酸関連化合物等）と有機酸からなる。魚類では畜肉と同様に 1 〜 5 ％程度含まれるが，軟体動物では 5 〜 10 ％，甲殻類では 10 〜 12 ％含まれる。

エキス成分の大部分は遊離アミノ酸である。赤身魚にはヒスチジンが多く，軟体動物や甲殻類では，うま味を呈するグルタミン酸やタウリンのほか，甘味を呈するグリシン，アラニン，プロリン，ベタイン（一般にはグリシンベタインをさす）が多く含まれる。うにの風味にはメチオニンやバリンが，ほたてがいの風味にはアルギニンが関与するといわれている。

魚介の死後，ATP は時間とともに減少し，魚肉では IMP（イノシン酸）が蓄積してうま味を呈する。魚類以外では AMP が蓄積するものもある（図3-8）。

うま味を呈するコハク酸は，しじみ，あさり，はまぐり等の貝類に多く含まれる。

8）色素，香気成分

魚類の筋肉の赤色は，主にミオグロビンに含まれるヘム色素によるものである。さけやます類の普通肉（サーモンピンク色），えびやかに類の殻（赤色）には，カロテノイド系色素のアスタキサンチンが含まれる。甲殻類のアスタキサンチンは，生の状態

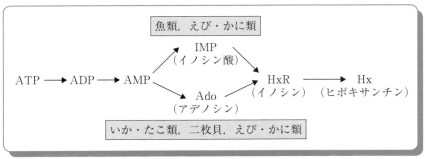

図3-8　魚介類における ATP の分解経路

資料：阿部宏喜・福家眞也編『魚の科学』朝倉書店，1996 年より一部改変

ではたんぱく質と結合しているため赤色ではないが，加熱によりたんぱく質が変性して分離すると本来の赤色を呈し，さらに酸化されるとアスタシン（赤色）になる。軟体動物や甲殻類は銅を含むヘモシアニンをもち，これは酸素と結合すると無色から青色へ変化する。また，冷凍えびにみられる黒変は，殻中のチロシンがチロシナーゼにより酸化されてメラニン色素を生成するためである。

海産魚はトリメチルアミンオキシド（TMAO）を多く含んでいるが，これは，魚の死後，細菌の作用によってトリメチルアミン〔TMA：$(CH_3)_3N$〕に還元され，魚臭の原因となる。さめやえい等の軟骨魚類には尿素が多く，鮮度が低下すると分解されてアンモニア臭を放つ。淡水魚の生臭さの原因は，ピペリジン（ヘキサヒドロピリジン，$C_5H_{11}N$）等の揮発性塩基化合物である。

9）機能，その他

魚介類に含まれる機能性成分としては，前述の IPA（EPA）や DHA といった n-3 系多価不飽和脂肪酸があげられる。IPA（EPA）はイコサノイドの前駆体として重要であるとともに，脳梗塞等の血栓症予防効果が認められている。DHA は大腸がん等のリスクを減らし，アレルギー症状を防ぐ上でも良いとされている。

タウリン（$H_2N-CH_2-CH_2-SO_3H$）は，まだい等の白身魚，軟体動物，甲殻類に多く含まれる遊離アミノ酸で，血清コレステロール低下作用や肝機能の改善作用がある。

かつおやいわしから酵素処理によって得られるオリゴペプチドには，血圧の上昇に関与するアンジオテンシン変換酵素（ACE）の阻害活性があり，特定保健用食品にも利用されている。さくらえび等の小型のえびは，殻ごと食べることで食物繊維であるキチンも摂取できる。

魚介類には有毒成分をもつものがある。ふぐの毒素はテトロドトキシンとよばれ，運動麻痺や呼吸麻痺を引き起こす致死率の高い神経毒である。有毒プランクトンの摂食によってどくかます（おにかます），ほたてがい等の二枚貝でも有毒成分（シガトキシン，サキシトキシン等）を蓄積することがある。

▎(6) 鮮度（死後変化を含む）

1）死後変化

魚肉も畜肉と同様に，死後一定時間を過ぎると死後硬直が起こる。魚の死後，クレアチンリン酸や解糖系（嫌気的条件）により ATP が供給されるが，その後は ATP 量が減少し，解糖系より生じた乳酸が蓄積して筋肉の pH は低下する。次いで，pH の低下と ATP 量の減少により筋小胞体から Ca^{2+} が漏出することによってアクチンとミオシンの不可逆的な結合が起こり，筋肉は収縮したままの状態になる。また，ATP は酵素的に分解されて IMP を生じることにより，魚肉のうま味が増す。IMP はその後，イノシンやヒポキサンチンにまで分解される（図3-8）。死後硬直の始まる時間は畜肉と比べて早く，持続時間も短い。

硬直の後，次第に解硬が始まり魚肉は軟化する。これは，おもに自己消化により筋肉たんぱく質が分解されるためであるが，生成するペプチドやアミノ酸は IMP とともにうま味を増加させる。また，微生物の働きによってトリメチルアミン，ジメチルアミン，アンモニア等の揮発性塩基窒素（VBN）が増加し，腐敗へと進む。

一般に，魚の場合は畜肉のような熟成を待つことはなく，死後硬直中の状態を好んで食用としている。こいでは，非常に新鮮な魚肉を冷水で洗って ATP を消失させ，速やかに死後硬直を起こす「あらい」という調理方法もある。

2）鮮 度

魚の鮮度は，官能検査や細菌検査のほか，VBN 量や K 値の測定によっても判定できる。官能検査の項目は，新鮮な魚の判定法として魚体に張りがある，腹部もしっかりとしている，目が透明である，えらが鮮やかな赤色をしている，異臭もない等である。VBN は通常では 20 mg/100 g 以下であり，30 mg 以上は腐敗と判定される。ただし，アンモニアを生成しやすいさめ等には適用できない。K 値は初期の鮮度判定に使われる方法で，ATP の分解生成物量から次式で算出される。

$$\text{K 値（\%）} = (\text{HxR} + \text{Hx}) / (\text{ATP} + \text{ADP} + \text{AMP} + \text{IMP} + \text{HxR} + \text{Hx}) \times 100$$

生食用で 20 ％前後，煮焼き用で 40 ％前後，60 ％以上では初期腐敗とされる。K 値の変化は魚種によって異なり，たらは鮮度低下が早く，たいは遅い傾向にある。また，「活け締め」のような即殺死の方が K 値の上昇は遅く，鮮度や食味の低下を抑えることができるといわれている。

魚介類は鮮度低下が早く，漁獲後すぐに低温または冷凍で保存される。一般的な冷蔵（3 〜 10 ℃），冷凍（−18 ℃以下）のほか，氷結点付近の温度（−1 〜 0 ℃）で，なおかつ魚が凍結しない程度の低温で保存する氷温貯蔵（チルド），−3 ℃付近の温度で表面だけを氷結して保存するパーシャルフリージング等も行われている。冷凍貯蔵では魚体に薄い氷の被膜（グレーズ）をつけて品質の劣化を抑えている。

▌（7）おもな魚介類

●赤身魚

1）あ じ

あじ類には，まあじ，むろあじ，しまあじ，かいわり等がある。沿岸性の回遊魚で，側線上に「ぜんご」とよばれる硬いとげのある鱗をもつ。まあじの漁獲量は年間 15 万トン前後もあり，重要な食用魚となっている。

四季を通じて味の変わらない魚で，刺身，塩焼き，酢締め，フライ等に調理され，干物にも加工される。しまあじは，くせのない上品な味わいでうま味も強く，高級食材とされる。近年は養殖ものも多く出回るようになってきた。

2）いわし

まいわし，うるめいわし，かたくちいわし等があり，この 3 種類が日本沿岸各地で

よく漁獲される。まいわしは，体側に7個前後の黒点があることから七つ星ともよばれる青背魚である。

魚油や養殖用飼料等に加工する割合が多く，鮮魚として流通するのは一部である。いわし類の加工品としては，丸干し，煮干し，稚魚はしらす干しやちりめんに製造され，練り製品や缶詰にも利用される。

3）さ　ば

昔から大衆魚の代表的な魚であったが，近年は「関さば」のようなブランドさばも登場し，高級魚となっているものもある。日本沿岸でとれるさばには，まさば，ごまさばがある。まさばは典型的な紡錘形の魚で，背部に青緑色の縞模様があり，ごまさばは，腹部にごまを散らしたような黒点がある。旬の秋に漁獲されたさばは，脂質含量が20％と多く，特に美味である。また，エキス中には，グルタミン酸やイノシン酸等のうま味成分が多い。

さばの内臓の酵素は強力で，死後の組織分解が早く，細菌も繁殖しやすいため，多量に含まれるヒスチジンはヒスタミンへと変化する。さばは外観が新鮮に見えてもアレルギー症状を引き起こすことがあり，これを「さばの生き腐れ」という。そのため，さばを原料とする食品にはアレルギー表示が推奨されている。酸変性を利用して製造されるしめさばは生食されるほか，塩焼き，みそ煮等に調理されたり，干物，さば節，缶詰等にも加工される。

4）さんま

秋刀魚と書かれ，旬が秋で体長が30cm程度の刀のような体形をしている魚である。太平洋のほぼ全域に分布し，おもに北海道及び東北沿岸で漁獲される。

脂肪含量は季節によって大きく変動し，旬には20％を超え，脂がのり，美味であるが，旬以外では5％程度まで低下する。塩焼きにされるほか，開き干しや缶詰等にも加工される。また新鮮なものは刺身にされる。

5）まぐろ

世界各地の温暖海域に分布する遠洋回遊魚で，くろまぐろ，きはだ，びんなが，めばち等がある。かつおと同じサバ科に属し，紡錘形で形は似ているが，まぐろの方が大型である。代表種のくろまぐろは，ほんまぐろともよばれ，体長3m，体重400kgにも達する。2002（平成14）年に近畿大学がくろまぐろの完全養殖に成功し，現在では海外や国内で養殖産地が増えつつある。

おもに，刺身，すし種として用いられるが，きはだ，びんながはフレーク缶詰の原料に利用される。まぐろ肉の赤色は，ヘム色素のミオグロビンによるものであるが，貯蔵中に次第に酸化され，褐色のメトミオグロビンになる。品質の低下を防止し，長期貯蔵するために－30℃以下で凍結保存される。

6）かつお

サバ科に属する暖海性の遠洋回遊魚で，紡錘形をし，全長は1m程である。日本近海では，春先に黒潮にのって北上し，三陸から北海道沖まで達したあと，水温が低

下する秋口に南下する。

初夏が旬で，この頃のかつおを初かつおといい，昔から珍重されている。脂質含量が少なく，刺身やたたきにして食される。秋獲りのかつおを戻りかつおといい，春のものに比べて脂質含量が数倍豊富である。かつおの加工品としては，エキス分が多いためかつお節に製造されるほか，缶詰，角煮，内臓は塩辛等に利用される。

●白身魚

1）た　ら

寒帯性の底生魚であり，おもなものは，まだらとすけとうだらで，後者は小型である。脂質含量が少ない代表的な白身魚である。旬は冬で，鍋物，煮物に用いられる。たら肉は，鮮度が低下しやすいため，10％程度の糖類を添加した冷凍すり身に加工して，練り製品に利用される。すけとうだらの卵巣を塩蔵したものを，たらこといい，唐辛子を主原料とする調味液で味付けしたものを明太子とよんでいる。

2）さけ・ます

さけとますは分類上，同じサケ科に属する。多くは河川源流で産卵し，海に下って海洋生活を送り，母川回帰する降海型であるが，河川に留まる陸封型もいる。日常利用している種類は多く，漁獲高が最も多いしろざけのほか，ぎんざけ，べにざけ（陸封型：ひめます），ますのすけ（キングサーモン），からふとます，さくらます（陸封型：やまめ）等がある。

さけ・ます類の肉色は，アスタキサンチンによるもので，特にべにざけに多く含まれる。生食されるほか，塩ざけ，くん製，缶詰等に加工される。すじこ，イクラはそれぞれ卵巣，卵粒を塩蔵したものである。

3）ひらめ・かれい

ひらめは，日本各地の沿岸に分布する底生魚で，体長は50～60 cmのものが多い。俗に「左ひらめの右かれい」というように，ほとんどのひらめは，両目とも頭部の左側にある。良質なたんぱく質に富み，イノシン酸含量が多く，淡白な味わいの白身は，非常に美味で，刺身，すし種に用いられる。また，背びれと尻びれの付け根部分の身は縁側とよばれ珍重される。

かれいは，寒帯から温帯に分布する底生魚で，種類が多く，まがれい，まこがれい，ほしがれい，ばばがれい等がある。両目は，ひらめと反対に右側にあるものが多く，口が比較的小さい。脂質が少なく，良質のたんぱく質を含有し，刺身のほか，煮付けやフライ，干物に用いられる。

4）た　い

日本沿岸の岩礁域に分布し，まだい，きだい，ちだい，くろだい等がある。代表種のまだいは，体長50 cm～1 mに達し，体形，色，味ともにすぐれ，百魚の王として慶事に広く用いられる。旬の春先には，脂がのり，アスタキサンチンによる体色もより鮮やかになり，「さくらだい」とよばれ珍重される。養殖ものが，天然ものより多く出回り，脂質含量が多い。

たいは，どんな調理にも適し，刺身，塩焼き，汁物，煮物，混ぜご飯，酢締め等に調理される。

5) にしん

寒帯性の回遊魚で，体長は35 cmに達し，まいわしに似ているが体側に黒点がないことで識別できる。昭和20年頃までは北海道沿岸で大量に漁獲されたが，近年は輸入ものが主流となっている。

にしんは，3～5月に旬を迎え，こんぶ等の海藻にたくさんの卵を産む。塩焼き，みそ煮等に調理され，加工品としては，開き干し，身欠きにしん，卵巣を塩蔵したかずのこに利用される。

6) あ ゆ

あゆは，本州以南の清流に分布している代表的な淡水魚である。秋に河川で産卵し，ふ化した稚魚は海に下り，翌春に河川を遡上する。遡上中に石に付着した珪藻，藍藻を食べて生長し，成魚の体長は30 cm程になる。独特の香気をもつことから「香魚」とよばれる。しかし，養殖あゆは，餌の影響で香気は少ない。

ほとんどのあゆには，横川吸虫の幼虫が寄生しているので生食は避けた方がよい。塩焼き，天ぷらのほか，開き干し，甘露煮，佃煮，内臓を塩漬した"うるか"等にして食される。

7) ふ ぐ

ふぐは種類が多く，日本近海でも50種以上生息する。そのうち食用に供されるのは，とらふぐ，まふぐ，ひがんふぐ，しょうさいふぐ等である。古くから「ふぐは食いたし，命は惜しし」といわれ，一般にふぐの卵巣，肝臓には，テトロドトキシンという猛毒があり，危険である。ふぐの調理は，必ずふぐ調理師免許を有するものが行う。

透明で淡白な白身は，うま味があり，美味である。高級魚とされるふぐの中でも，とらふぐが最高とされ，養殖ものも多い。刺身，鍋，揚げ物等で賞味され，無毒の精巣は白子として珍重される。

8) うなぎ

日本全国の河川に広く分布し，秋に海に下り，深海で産卵し，ふ化した稚魚が，翌春に河川を遡上してくる。この稚魚を捕獲し，養殖に利用しているが，近年は台湾や中国のものも多く輸入されている。市場に流通するうなぎのほとんどは養殖ものである。

蒲焼きにすると美味である。関西では腹開きにしてそのまま焼き，関東では背開きし，蒸してから蒲焼きにする。

●その他

1) 貝 類

貝類には，多くの種類があり，二枚貝としては，あさり，しじみ，はまぐり，ほたてがい，かき，巻き貝としてはあわび，さざえ等がある。

貝肉は，水分が80％前後と多く，たんぱく質，脂質は少ない。炭水化物は1～5％と魚類より多く含まれ，そのほとんどがグリコーゲンである。タウリンを多く含み，特にあわび，ほたてがいに多く含まれる。しじみ，あさり，ほたてがいは，コハク酸を多く含みうま味を呈する。

貝類は生食をはじめ，種々の調理に用いられる。加工品としては，佃煮，くん製，缶詰等に利用される。

2）いか

いかは軟体動物で，頭足類，十脚目に属する。非常に種類が多く，日本近海でも100種以上あり，魚類に次ぐ重要な水産資源である。おもなものは，するめいか，やりいか，けんさきいか，こういか，ほたるいか等である。このうち，するめいかの漁獲量が最も多い。

いか類の甘味，うま味は，遊離アミノ酸やベタインによるものである。いか肉を加熱すると体軸方向に大きく反り返るのは，皮の4層目にあるコラーゲンが線維状たんぱく質で，強い熱収縮性をもつためである。いか類は，刺身やすし種で生食されるほか，するめ，さきいか，塩辛，くん製等に加工される。

3）たこ

たこは軟体動物で，頭足類，八腕目に属する。ほぼ日本各地の沿岸で獲れ，おもなものは，まだこ，いいだこ，みずだこである。旬は冬で，まだこが最も美味とされる。成分的にはいかと類似しており，脂質は少ないが，コレステロール含量が若干多い。ベタインも豊富なのでうま味が強い。ゆでると，体表に存在する赤褐色色素のオンモクロムがたんぱく質から遊離するため，赤くなる。たこは，刺身，煮物，酢の物等にして食される。

4）えび

えびは節足動物で，甲殻類，十脚目に属する。河川から深海まであらゆる水環境に分布し，あまえび，いせえび，くるまえび，さくらえび等，多くの種類がある。日本人はたいへんえびを好み，消費量は世界一である。

肉部分には，たんぱく質が20％前後含まれるが，脂質は少ない。殻には，カルシウムや不溶性食物繊維のキチンが多く含まれ，殻ごと食べる小型のえびは，よい供給源となる。えび類の甘味のある独特のうま味は，グリシンやアルギニン等の遊離アミノ酸とベタインによるものである。えび類は，刺身，すし種，天ぷらのほか多くの料理に用いられ，干しえびや佃煮等にも加工される。

5）かに

節足動物で，えびと同様に，甲殻類，十脚目に属する。多くの種類が，陸地から深海にかけて広く分布している。けがに，ずわいがに，たらばがにが代表的な食用種である。非常に高価であるが，美味な味わいが好まれ，重要な水産資源でもある。

かに肉は，水分がやや多くたんぱく質は15％前後であるが，エキス分に富んでいる。グリシンやグルタミン酸，アルギニン等の各種アミノ酸やベタイン，アデニル酸

が多く含まれ，かに独特のうま味を形成する。タウリンも多く含まれる。

かに類は傷みが早く，死後短時間で腐敗が起こるので，通常，生食はせず，ゆでるか焼いて食べる。甲羅の裏側にある中腸腺をかにみそといい，グリコーゲンに富み，珍重される。加工品としては缶詰があるが，含硫アミノ酸の硫黄成分と鉄が反応して硫化鉄が生成し，黒変することがある。

なお，えび，かにを原料とする食品にはアレルギー表示が義務づけられている。

6）う に

生物学上の分類は，棘皮動物ウニ科に属する。多くの種類が，海藻の繁茂した岩礁域に生息しているが，おもなものは，ばふんうに，むらさきうに，えぞばふんうに，えぞむらさきうにである。殻のまま市場に出回ることはなく，生殖巣がむき身として食用される。濃厚な甘味とうま味を有し，高級食材とされる。日本におけるうにの消費量は世界一で，最近はチリ，ロシア，中国等からの輸入も増えている。

うにには，たんぱく質，ビタミンB群，鉄に富むが，コレステロールも非常に多く含まれる。黄金色はカロテノイド色素のエキネノン，エキノクロールAによるもので，両者はビタミンA効力をもつ。うま味に関与する成分として，グリシン，アラニン，グルタミン酸，バリン，メチオニン，イノシン酸，グアニル酸が多く含まれる。ほとんど生食されるが，蒸し物にすることもある。

（8）おもな魚介類加工品

1）乾燥品

魚介類は，水分含量が70％前後と高いため，微生物が繁殖しやすく腐敗を生じやすい。乾燥品は，乾燥により水分活性を下げることで，保存性を高めたものである。乾燥前の処理方法の違いにより，素干し，塩干し，煮干し，焼き干し等に分けられる。

a 素干し

原料をそのまま，または調理後に水洗し，乾燥させたものである。代表的な素干し品には，するめ，身欠きにしん，田作り，ふかひれ，干しだら，干したこ等がある。ふかひれは，さめの胸びれ，背びれ，尾びれを乾燥させた中華料理の高級食材である。

b 塩干し

原料を調理し，塩漬してから乾燥させたものである。魚を開き，内臓を取り除いて干す開き干しと，丸のまま干す丸干しがある。原料となるのは，開き干しでは，あじ，さば，さんま等で，丸干しはいわし，ししゃも等である。からすみは，ぼらの卵巣を使用した塩干し品である。

c 煮干し

原料を煮熟後，乾燥させたものである。煮干しいわし，しらす干し，干しえび，ほたて干し貝柱，干しあわび等が，おもな煮干し品である。

d　焼き干し

原料をそのまま，または内臓を取り除いて，炭火や電熱等で焼いてから乾燥させたものである。生産量は少ないが，あゆの焼き干し，浜焼きだい，焼きわかさぎ等，地域の名産品になっているものもある。

2）塩蔵品

塩蔵品は，魚介類を塩漬して水分活性を下げ，保存性を高めたものである。塩蔵法には，原料に食塩を直接ふりかける「ふり塩漬」と，食塩水に漬け込む「立て塩漬」がある。

a　塩蔵魚類

分解酵素を含む内臓や，微生物が付着しているえらを除去し，洗浄してから塩漬にする。荒巻さけ，塩さば，塩ます等がある。かたくちいわしの塩蔵品は，アンチョビーともよばれる。

b　塩蔵魚卵

魚類の卵や卵巣を，食塩水に漬け込んでつくる。さけやますの卵巣からすじこができ，ほぐして卵粒にするとイクラができる。にしんの卵巣からはかずのこ，すけとうだらの卵巣からたらこ，ちょうざめの卵巣からキャビアがつくられる。

c　塩　辛

魚介類の筋肉や内臓等に食塩を加え，腐敗を抑えながら，自己消化酵素や微生物由来の酵素によって，たんぱく質を分解，熟成させたものである。多く利用されている塩辛は，いか，かつお，うに等の塩辛である。そのほか，あゆの塩辛（うるか），なまこの塩辛（このわた）等もある。

3）くん製品

くん製品は，魚介類を塩漬，くん煙することで，熱による乾燥作用とフェノール類やアルデヒド類等の煙成分による防腐効果を利用して，保存性を高めたものである。くん煙温度によって冷くん法，温くん法，木酢液を用いる液くん法がある。さけ，ます，いかが多く利用されるが，にしん，ふぐ，ほたて貝柱等のくん製品もある。

4）練り製品

a　製造原理

魚肉に2～3％の食塩を添加して擂潰（すり潰し混ぜ合わせる）すると，筋原線維たんぱく質のアクチンとミオシンが溶出され，すり潰すことで互いに絡まりアクトミオシンとなって，粘度の高いすり身ができる。これを成形し加熱すると，たんぱく質が水を抱え込んだまま凝固し，三次元の網目構造が形成され，弾力性のあるゲルとなる。この弾力性を，かまぼこでは"足（あし）"とよび，食べたときの歯切れや歯ごたえに大きく影響する。

b　足（あし）の強さ

原料魚の種類，鮮度は，足の強さに影響する。筋原線維たんぱく質の多い白身魚のえそ，ぐち，すけとうだら，たちうお等は足が強く，色も白いので原料魚として適し

ている。さめも足が強く，良質の練り製品原料となる。一方，さば，さんま，まぐろ等の赤身魚や淡水魚は，足が弱く原料魚として不適である。鮮度が低下した魚肉も筋原線維たんぱく質の溶出が減り，足の低下した練り製品となる。現在は，技術開発によって長期冷凍保存が可能となった，冷凍すり身が広く用いられている。

c かまぼこ

すり身を板につけて成形し，蒸したり焼いたりすると，ゲルが引きしまり，独特の足をもつ，かまぼこができる。

d ちくわ

すり身を竹や金属等の串に巻きつけて加熱したものが，ちくわである。

e はんぺん

原料魚はすけとうだらやさめ類で，これのすり身にやまいもを添加し，空気を抱かせてすりあげ，熱湯に浮かせて加熱する。白色多孔質でふわふわと軟らかいが，弾力もある製品となる。いわし等多獲性の青魚を使用した黒はんぺんは，静岡県の郷土食である。

f かに風味かまぼこ

コピー食品の一種。かにのエキスと香料をすり身に混合し，成形後加熱してゲル化させる。繊維状に裁断したすり身をつなぎ合わせ，表面に着色料で染めたすり身を塗り重ねて加熱してつくる。

5）調味加工品

a 佃 煮

佃煮は，魚介類や海藻類にしょうゆ，砂糖，みりん等の調味料を加え，煮熟して，保存性を高めたものである。しぐれ煮，甘露煮，角煮，飴煮等があり，多くの魚介類が原料となる。

b 水産漬物

魚介類の塩蔵品を塩抜きして，そこに飯，米糠（ぬか）や酒粕，麹（こうじ）等に漬けて発酵させ，特有の風味を付与したものをいう。ふなずしやあゆなれずし，さけを麹漬した石狩漬，あこやがいを粕漬した真珠漬等がある。

c 調味乾燥品

魚介類を調味液中につけ，乾燥させることで保存性と風味を高めたもので，みりん干し，そぼろ等がある。

3 乳 類

（1）はじめに

乳は，哺乳類がこの世に生を受けて最初に食べる食物であり，しばらくは乳のみによって成長する。そのため，動物種により乳に含まれる栄養組成は異なっている。牛

乳には，仔牛に必要な良質のたんぱく質，脂質，炭水化物，無機質等が含まれている。表3-10には，おもな乳類の栄養成分について示した。

表3-10　おもな乳類の栄養成分　　　　　　　　　　　(100 g当たり)

栄養成分		人乳	普通牛乳	生乳（牛）	
				ジャージー種	ホルスタイン種
エネルギー	kcal	61	61	77	63
水分	g	88.0	87.4	85.5	87.7
たんぱく質 [1]	g	0.8	3.0	3.5	2.8
脂質 [2]	g	3.6	3.5	5.0	3.8
炭水化物 [3]	g	(6.7)	4.7	4.7	4.7
灰分	g	0.2	0.7	0.7	0.7
カリウム	mg	48	150	140	140
カルシウム	mg	27	110	140	110
マグネシウム	mg	3	10	13	10
リン	mg	14	93	110	91
鉄	mg	0.04	0.02	0.1	Tr
亜鉛	mg	0.3	0.4	0.4	0.4
銅	mg	0.03	0.01	0.01	Tr
ビタミンA [4]	μg	46	38	53	38
ビタミンK	μg	1	2	1	1
ビタミンB$_1$	mg	0.01	0.04	0.02	0.04
ビタミンB$_2$	mg	0.03	0.15	0.21	0.15
ビタミンB$_{12}$	μg	Tr	0.3	0.4	0.3
パントテン酸	mg	0.50	0.55	0.25	0.53

注　：1）アミノ酸組成によるたんぱく質の値を記載
　　　2）脂肪酸のトリアシルグリセロール当量の値を記載
　　　3）利用可能炭水化物（単糖当量）の値を記載
　　　4）ビタミンAはレチノール活性当量で示した。
資料：文部科学省科学技術・学術審議会資源調査分科会『日本食品標準成分表（八訂）増補2023年』2023年

コラム　人と牛の乳の比較

　人乳には新生児あるいは乳幼児の成長に必要な栄養成分が分布しており，初乳（分娩直後）と成乳（分娩2～3週間後）の成分にも大きな差異がある。初乳では，たんぱく質含量が約1.9％と成乳の約1.1％より高く，免疫グロブリンやラクトフェリン等の生体防御に関与する成分が豊富である[3]。牛乳と比較するとカゼインが少なく，カルシウム含量も1/4程度である（人乳27 mg/100 g，牛乳110 mg/100 g）。人乳に含まれる炭水化物の量は7.2％であり，哺乳動物の中で最も高いという特徴がある。人乳は，総エネルギー量の約50％を脂質から供給している。

（2）乳牛の種類

日本で飼育されている乳用牛の 99.5 ％は黒と白の斑模様のホルスタイン種（Holstein）である。乳脂肪率は 3.7 ％，たんぱく質含量は 3.2 ％で比較的低いが，乳量は多く（6,000 kg ～ 8,000 kg/ 年間），搾乳速度も速い。ジャージー種（Jersey）は，乳脂肪率が 5.2％，たんぱく質含量は 3.9 ％，ビタミン A が豊富に含まれており，濃厚感のある牛乳を生産する。ただし，年間乳量はホルスタイン種の 7 割程度である。脂肪球がホルスタイン種と比べて大きい特徴がある。

（3）成分・機能

牛乳から水分を除いた成分を乳固形分，さらに脂質を除いたものを無脂乳固形分という。図 3-9 に牛乳に含まれるおもな成分を示した。

1）たんぱく質

牛乳には約 3.3 ％のたんぱく質が含まれており，このうちカゼインが約 80 ％を占めている。牛乳を脱脂後，等電点である pH 4.6 に調整すると凝集沈殿するのがカゼインである。上澄みは乳清（ホエイ：whey）とよばれる。その中に含まれるたんぱく質を総称して乳清たんぱく質（約 20 ％）という。この原理は，ヨーグルトやチーズ等の製造に利用されている。なお，日本食品標準成分表 2020 年版（八訂）において，たんぱく質量の算出に用いる「乳，チーズを含む乳製品」の窒素−たんぱく質換算係数は 6.38 である。

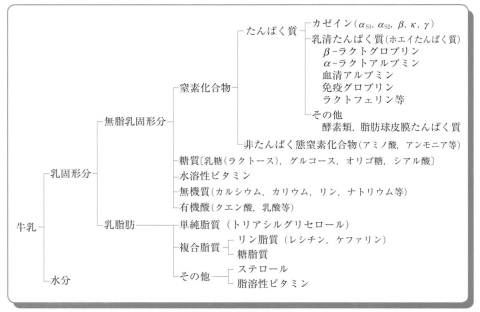

図 3-9　牛乳に含まれるおもな成分

a　カゼイン

　比較的熱に安定であるカゼインは，いくつかのカゼインがサブミセル（直径20 nm）を構成し，さらに凝集して，直径100 ～ 600 nm（最頻直径120 nm）のコロイドとして乳中に分散している。これをカゼインミセルとよぶ。牛乳が白く濁っているのは，牛乳中でコロイド状に分散しているカゼインミセルや脂肪球に光が当たり，乱反射するためである。カゼインは，リン酸基をもつたんぱく質であり，牛乳中ではカルシウムイオンと複合体を形成している。κ-カゼインは，糖たんぱく質であるため，親水性が高く，カゼインミセル表面に存在している。牛乳に仔牛の第４胃から抽出した凝乳酵素であるレンネット（主成分はたんぱく質分解酵素キモシン）を作用させるとκ-カゼイン分解がされ，カゼインミセルが不安定化して，凝固し，カード（凝乳）を形成する（図3-10）[4]。この原理はチーズの製造に利用されている。

b　乳清たんぱく質

　乳清たんぱく質の主成分は，β-ラクトグロブリン，α-ラクトアルブミン，血清アルブミン，免疫グロブリン等から構成され，乳中に溶解した形で存在する。β-ラクトグロブリンとα-ラクトアルブミンは，牛乳を加熱したときに形成される皮膜の成分であり，熱に不安定な性質である。β-ラクトグロブリンは，牛乳アレルギーの代表的なアレルゲンでもある。牛乳の乳清たんぱく質の割合は，全たんぱく質の約20 ％であり，人乳（約60 ～ 70 ％）に比べるとかなり低い。初乳においては免疫グロブリンが多く含まれる。免疫グロブリンは，初乳中に多く含まれ，新生児の感染防御を担う免疫抗体である。

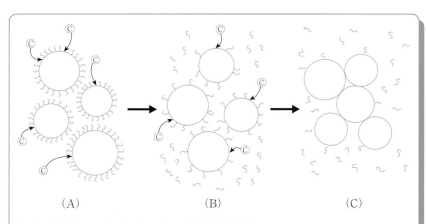

（A）カゼインミセルにキモシンが作用を始める。
（B）カゼインミセルにキモシンが作用し，κ-カゼインのグリコマクロペプチド（GMP）を遊離させる。
（C）κ-カゼインの60～80 ％が分解されると，カゼインミセルは凝集する。
　　Ⓒ：キモシン　　　〜〜：グリコマクロペプチド（GMP）

図3-10　キモシンによるカゼインミセルの凝集の模式図

資料：D.G. Dalgleish, *Proteins* (*Advanced Dairy Chemistry, vol.1, P.F. Foxed*), 1992, pp.579-619

2) 脂 質

牛乳には，3〜5％の脂質成分が含まれ，その98％はトリアシルグリセロールであり，コレステロール，遊離脂肪酸，リン脂質等も含んでいる。脂質の大部分は，0.1〜17μm程度（平均3.4μm）の直径をもつ脂肪球で，水中油滴型（O/W）エマルションとして牛乳中に分散している。牛乳では，短鎖脂肪酸である酪酸（C4：0），中鎖脂肪酸であるヘキサン酸（C6：0）等の存在が特徴的であり，これらは揮発性が高く，牛乳・乳製品の風味に関与する。パルミチン酸，ステアリン酸，ミリスチン酸等の飽和脂肪酸が70％，オレイン酸等の不飽和脂肪酸が30％程度含まれる。一方，人乳においては，オレイン酸，パルミチン酸，リノール酸が多く含まれており，イコサペンタエン酸（IPA，C20：5 n-3）やドコサヘキサエン酸（DHA，C22：6 n-3）等の高度不飽和脂肪酸も含まれている。

3) 糖 質

牛乳には，乳糖（ラクトース）は約4.4％含まれており，グルコースとガラクトースがβ1，4結合している還元性二糖である（図3-11）。哺乳動物の乳汁に特異的に含まれ，ほのかな甘味を与え，幼児期の大切な栄養機能を有する。また，プレバイオティクスとして，腸内細菌の増殖促進による整腸作用，カルシウムや鉄の吸収促進作用等がある。

4) 無機質

牛乳は，100g当たり約0.7gの灰分を含んでおり，おもにカリウム，カルシウム，リン等がある。カルシウムとリンの約70％は，リン酸カルシウムの形でカゼインミセル中のたんぱく質と結合した消化・吸収されやすい形で存在し，残りの約30％は可溶性として存在している。日本人若年女性を対象に検討した報告による各食品に含まれるカルシウムの吸収率は，小魚類が約30％，野菜類が20％であるのと比べて，牛乳では40％であり高い値を示している[5]。その理由としては，カゼインホスホペプチドがカルシウムの吸収を促進することや，カルシウムとリンの存在比率が1.2：1.0でありバランスが良い等がある。

5) ビタミン

牛乳には，ほとんどすべてのビタミンが含まれており，季節や飼料の影響を受ける。脂溶性ビタミンは脂肪球内に，ホエイ中には水溶性ビタミンが存在する。脂溶性ビタミンの含量は，牛が牧草を多く食べる夏には多く，冬に少ないため，夏にはバターや牛乳が，牧草に含まれるカロテンの移行で黄色を帯びている。牛乳の殺菌や加工工程により，いくつかのビタミン含量は変化が生じる。ビタミン B_2 は，加熱に対しては安定であるが，光により分解され光増感による酸化作用に関与するので，牛乳・乳製品の品質管理には注意が必要である。

6) 牛乳アレルギーと乳糖不耐症

a 牛乳アレルギー

牛乳アレルギーとは，「牛乳・乳製品及び乳たんぱく質を含む食品摂取により，免

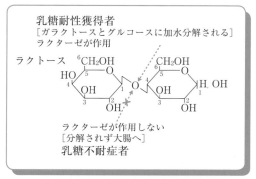

図3-11　乳糖の構造及び乳糖不耐症

疫学的機序を介して起きる生体に不利な反応」と定義されている。アレルギー反応に関与しているのは，主にβ-ラクトグロブリンとα_{S1}-カゼインである。牛乳アレルギーである低年齢児は，吸収効率の良いカルシウムの供給源として，牛乳アレルゲン除去食品である「アレルギー用ミルク」を摂取することもある。

　　b　**乳糖不耐症**（ラクトース不耐症）

　牛乳には乳糖が約4.4％含まれており，小腸においてラクターゼ（β-ガラクトシダーゼ）によって，グルコースとガラクトースに分解されてから吸収される（図3-11）。ラクターゼ活性が低いかほとんどない場合には，分解されなかった乳糖が下部消化管にたまり，浸透圧を高めてしまう。腹部膨張，下痢，腹痛等の症状を示すことを乳糖不耐症という。乳糖不耐症者用に乳糖分解乳が市販されている。乳加工品であるチーズやヨーグルトは，製造段階で微生物によって乳糖が分解・消費されるため，乳糖不耐症者も一般的には症状は出ない。

（4）牛乳の性状

①　比重：乳及び乳製品の成分規格等に関する省令（乳等省令）で定められている比重の成分規格は，「生乳及び牛乳ともに，15℃における比重が1.028以上」である。

②　酸度：新鮮度の指標として用い，乳酸当量（乳酸％）を算出して酸度とする。乳等省令で定められている酸度の成分規格は，「生乳及び牛乳ともにジャージー種以外の牛から搾乳したものは0.18％以下，ジャージー種から搾乳したものは0.20％以下」である。

③　pH：新鮮な牛乳のpHは6.4〜6.8である。pHが6.4より低いときは，細菌数が高く，酸性物質が増加している可能性がある。またpHが6.8より高い場合は，搾乳した牛の乳房炎の可能性がある。

④　アルコール試験：カゼインの安定性を判定する。安定性の低いカゼインを成分とする生乳の場合，カゼインの凝集物が生じアルコール試験陽性と判定する。

⑤　粘度：牛乳や乳製品が有する流動特性は，おもにニュートン流動体粘性である。牛乳の粘度は脂肪やたんぱく質含量によって異なるが，20℃で2 mPa·s（ミ

リパスカル秒）程度である。

(5) 加熱による変化

① 皮膜の形成：牛乳を加熱すると，その表面に薄い皮膜を形成することをラムスデン現象という。これは加熱によって牛乳の表面から水分が蒸発し，空気と牛乳の界面に不可逆的凝固が起こり，たんぱく質や脂肪を取り込み皮膜を形成する。

② 褐色化：牛乳を高温で加熱すると褐色になるが，おもにたんぱく質のアミノ基と乳糖のカルボニル基が反応するアミノカルボニル反応が起きるためである。

③ 加熱臭：牛乳を加熱すると加熱臭（クックドフレーバー）が発生する。おもな原因化合物は，乳清たんぱく質の含硫アミノ酸から生ずる硫化水素，ジメチルサルファイド，メルカプタン等である。90℃以上の加熱では，アミノカルボニル反応の過程で生ずるアルデヒドやピラジン類も加わる。

(6) 牛乳・乳製品

乳及び乳製品に関する定義は，厚生労働省の食品衛生法に基づく「乳及び乳製品の成分規格等に関する省令（乳等省令）」（昭和26年厚生省令第52号，最終改正令和2年12月）により定められている。

1）飲用乳の種類

飲用乳は，牛乳，特別牛乳，成分調整牛乳，低脂肪牛乳，無脂肪牛乳，加工乳，及び乳飲料の7種類である。

① 牛　乳：生乳を加熱殺菌し，成分規格にあっているものを牛乳という。無脂乳固形分を8.0％以上及び乳脂肪分を3.0％以上，大腸菌群陰性等の成分規格がある。

② 特別牛乳：特別に許可された施設で搾乳され，一貫して処理をする。特別牛乳は必ずしも殺菌が定められていない。実施する場合は，低温長時間保持殺菌以外は認められず，10℃以下に冷却すること。無脂乳固形分を8.5％以上，乳脂肪分を3.3％以上含むもの。

③ 成分調整牛乳：生乳から脂肪分その他の成分の一部を除去したものをいい，無脂乳固形分8.0％以上含有するものをいう。

④ 低脂肪牛乳：成分調整牛乳であり，乳脂肪分の一部を除去したもののうち，無脂乳固形分を8.0％以上，乳脂肪分を0.5％以上1.5％以下含有するものをいう。

⑤ 無脂肪牛乳：成分調整牛乳であり，乳脂肪分を除去したもののうち，ほとんどすべての乳脂肪分を除去したものをいい，無脂乳固形分を8.0％以上及び乳脂肪分0.5％未満含有するものをいう。

⑥ 加工乳：生乳，牛乳，特別牛乳を原料として加工したものをいい，無脂乳固形分を8.0％以上含有するものをいい，牛乳の使用割合を表示しなくてはならない。

⑦ 乳飲料：生乳，牛乳，特別牛乳を原料として製造された乳製品を主要原料とした飲料である。飲用乳の表示に関する公正競争規約により，乳固形分が3.0％以

上含有するものをいう。甘味料，酸味料，香料，コーヒー抽出液，さらにビタミンやカルシウム，鉄，食物繊維等を添加することも認められている。

2）均質化処理

牛乳を放置すると脂肪球が浮上し，表面でクリーム層として分離する。これを防ぐために脂肪球を 1 μm 程度に細かく砕き安定した状態にする均質化処理（ホモジナイズ）を行う。

（7）おもな乳製品

乳製品とは，下記に示した食品群のうちいずれかに該当するものと，乳等省令により定められている。表 3-12 に乳製品の主な栄養成分組成を示す。

> クリーム，バター，バターオイル，チーズ，濃縮ホエイ，アイスクリーム類，濃縮乳，脱脂濃縮乳，無糖練乳，無糖脱脂練乳，加糖練乳，加糖脱脂練乳，全粉乳，脱脂粉乳，クリームパウダー，ホエイパウダー，たんぱく質濃縮ホエイパウダー，バターミルクパウダー，加糖粉乳，調製粉乳，調整液状乳，発酵乳，乳酸菌飲料（無脂乳固形分3.0 % 以上），乳飲料

1）粉　乳

全粉乳は，生乳，牛乳または特別牛乳からほとんどすべての水分を除去し，粉末状にしたもの，脱脂粉乳（スキムミルク）は，生乳，牛乳または特別牛乳の乳脂肪分を除去したものからほとんどすべての水分を除去し，粉末状にしたものである。全粉乳は乳固形分を 95 % 以上，うち乳脂肪分を 25 % 以上含むこと，脱脂粉乳は乳固形分を95 % 以上含むことが成分規格で定められている。粉乳は，容積が小さく保存性にすぐれていることから，貯蔵や輸送等に適している。

> **コラム　殺菌処理の種類**
>
> 　乳等省令では，「牛乳の殺菌条件は 63 ℃，30 分間，加熱殺菌または同等以上の殺菌効果を有する方法で殺菌すること」と定義され，表 3-11 に示すとおりである。
> 　日本の牛乳は一般に，超高温瞬間殺菌で処理されている。超高温瞬間殺菌してさらに無菌充填したものは LL 牛乳（long life 牛乳）という。無菌であるため，常温での流通・保管（60 日程度）が可能である。賞味期限を延長した，ESL 牛乳（extended shelf life）が近年市場でみられる。

表3-11　牛乳の殺菌方法

殺菌法		温度	時間
低温長時間保持殺菌	LTLT：Low Temperature Long Time	63 ～ 65 ℃	30 分
高温短時間殺菌	HTST：High Temperature Short Time	72 ℃ 以上	15 秒以上
超高温瞬間殺菌	UHT：Ultra High Temperature	120～150 ℃	1～4 秒

2）練 乳

　練乳には，滅菌により品質を維持する無糖練乳（別名：エバミルク）とショ糖（スクロース）を加えて水分活性を低下させることにより保存性を向上する加糖練乳（別名：コンデンスミルク）がある。

3）クリーム

　クリームは，生乳，牛乳または特別牛乳から乳脂肪分以外の成分を除去したものである。成分規格としては，乳脂肪分 18.0 ％以上である。食品成分表 2020 年版（八訂）では，クリームは脂質約 45 ％，ホイップクリームは脂質約 40 ％，コーヒーホワイトナーは脂質約 20 ％である。

表3-12　乳製品のおもな栄養成分　　　　　（可食部 100 g 当たり）

食品名	水分	たんぱく質 1)	脂質 2)	炭水化物	灰分	無機質				ビタミン				備考
						カリウム	カルシウム	リン	鉄	A 5)	B₁	B₂	C	
	(g)					(mg)				(µg)	(mg)			
粉乳類														
全粉乳	3.0	(22.3)	25.5	42.0 3)	6.0	1800	890	730	0.4	180	0.25	1.10	5	
脱脂粉乳	3.8	30.6	0.7	55.2 3)	7.9	1800	1100	1000	0.5	6	0.30	1.60	5	別名：スキムミルク
乳児用調製粉乳	2.6	10.8	26.0	57.9 3)	2.3	500	370	220	6.5	560	0.41	0.72	53	別名：育児用粉ミルク
練乳														
無糖練乳	72.5	(6.0)	7.5	(11.3) 4)	1.6	330	270	210	0.2	50	0.06	0.35	Tr	別名：エバミルク
加糖練乳	26.1	7.0	8.4	55.9 4)	1.6	400	260	220	0.1	120	0.08	0.37	2	別名：コンデンスミルク しょ糖 44 g
クリーム類														
クリーム														
乳脂肪	48.2	1.6	39.6	10.1 3)	0.4	76	49	84	0.1	160	0.02	0.13	0	別名：生クリーム フレッシュクリーム
植物性脂肪	55.5	1.1	37.6	2.7 4)	0.4	67	50	79	0	9	0.01	0.07	0	別名：植物性生クリーム
発酵乳・乳酸菌飲料														
ヨーグルト														
全脂無糖	87.7	3.3	2.8	3.9 4)	0.8	170	120	100	Tr	33	0.04	0.14	1	別名：プレーンヨーグルト
脱脂加糖	82.6	4.0	0.2	11.7 4)	1.0	150	120	100	0.1	(0)	0.03	0.15	Tr	別名：普通ヨーグルト
ドリンクタイプ，加糖	83.8	2.6	0.5	11.5 3)	0.6	130	110	80	0.1	5	0.01	0.12	Tr	
乳酸菌飲料 乳製品	82.1	0.9	Tr	15.4 4)	0.3	48	43	30	Tr	0	0.01	0.05	Tr	

注　：1）アミノ酸組成によるたんぱく質の値を記載
　　　2）脂肪酸のトリアシルグリセロール当量の値を記載
　　　3）差引き法による利用可能炭水化物の値を記載
　　　4）利用可能炭水化物（単糖当量）の値を記載
　　　5）ビタミン A はレチノール活性当量として表した。
資料：文部科学省科学技術・学術審議会資源調査分科会『日本食品標準成分表（八訂）増補 2023 年』2023 年

4) 発酵乳・乳酸菌飲料

発酵乳は，乳またはこれと同等以上の無脂乳固形分を含む乳等を乳酸菌または酵母で発酵させ，糊状または液状としたもの，またはこれらを凍結したものであり，成分規格は無脂乳固形分 8.0 % 以上で，乳酸菌数または酵母数は 1 mL 当たり 10,000,000 以上である。一般的に日本のヨーグルトは，プレーン，ハード，ソフト，ドリンク，フローズンの 5 タイプに分類される。

プレーンヨーグルトは，乳酸菌がつくり出す発酵風味が特徴であり添加物を一切加えていない。ハードヨーグルトは，乳・乳製品に甘味料，香料，安定剤等を加えてプリン状に固めたものである。ドリンクヨーグルトは，ヨーグルトの組織を細かく砕いて液状にして，これに安定剤，糖類，果汁，香料等を添加した液状タイプのヨーグルトであり，低粘度である。

乳酸菌飲料は，乳等を乳酸菌または酵母で発酵させたものを加工し，または主原料とした飲料であり，成分規格は無脂乳固形分 3.0 % 以上で，乳酸菌数または酵母数は 1 mL 当たり 10,000,000 以上である。生菌タイプと殺菌タイプのものがある。

発酵乳・乳酸飲料は，牛乳と比較して，たんぱく質の一部がペプチドやアミノ酸に変化しているため消化・吸収されやすい特徴がある。牛乳のカルシウムは吸収率が高いが，これらの製品ではカルシウムと乳酸が結合し，乳酸カルシウムとなり，さらに吸収しやすい形となっている。

5) チーズ

チーズは，ナチュラルチーズ及びプロセスチーズに大きく分類される。ナチュラルチーズは，乳を微生物（スターター）及び凝乳酵素レンネット（キモシン）の作用によりカード（凝固乳）とホエイ（乳清）に分け，カードに塩と乳酸菌等を加えて一定期間熟成させて仕上げる。チーズは熟成により，アミノ酸が増加することによってうま味風味が増す。ナチュラルチーズは，チーズを熟成させる微生物や酵素が生きているため，温度や湿度の影響を受けながら常に変化を続ける。カードの加圧の強弱や熟成方法，微生物の種類，原料乳の違い等によって，表 3-13 のように分類できる。カビ付け熟成型のチーズは，ロックフォールやゴルゴンゾーラ等の青カビ系チーズ（*Penicillium roqueforti*，*Penicillium galaucum*）とカマンベールのような白カビ系チーズ（*Penicillium camemberti*）の 2 種類に分類される。

プロセスチーズは，ナチュラルチーズを粉砕，加熱溶融，乳化したものをいう。微生物は死滅し，酵素も失活していることから，保存性がよく品質を保つことができる。日本で消費されるチーズの半分がプロセスチーズであるが，チーズの伝統国であるフランスやスイス等は 90 % 以上がナチュラルチーズである。

6) アイスクリーム

アイスクリームは，牛乳，練乳，クリーム，バター等の乳製品を主原料にショ糖，安定剤，乳化剤，香料等を調合し，殺菌した後，フリーザーで撹拌しながら凍結したものである。わが国では表 3-14 に示すようにアイスクリーム類及び氷菓の成分規格

表3-13　おもなナチュラルチーズの分類

チーズのタイプ[1]	熟成特性	FDB％によるタイプ[2]	おもなチーズ
軟質チーズ	非熟成	低脂肪	カッテージ
		高脂肪	クリーム，マスカルポーネ
	白カビ表面熟成	全脂肪	カマンベール
半硬質チーズ	非熟成	中脂肪	モッツァレッラ
	青カビ内部熟成	全脂肪	ロックフォール
硬質チーズ	細菌内部熟成	中脂肪	エダム
		全脂肪	ゴーダ，チェダー，エメンタール
超硬質チーズ	細菌内部熟成	中脂肪	パルミジャーノ・レッジャーノ

注：1) MFFB％（percentage moisture on a fat-free basis；脂肪を除いた重量中の水分含量）により分類
　　した。〔MFFB％　＜51 超硬質，49～56 硬質，54～63 半硬質，61～69 半軟質，＞67 軟質〕
　　2) FDB％（percentage fat on the dry basis；固形分中脂肪含量）により分類した。
　　　〔FDB％　＞60 高脂肪，45～60 全脂肪，25～45 中脂肪，10～25 低脂肪，＜10 脱脂肪〕

表3-14　アイスクリーム類及び氷菓の乳固形分，乳脂肪分の成分規格

種類別		成分規格		備考
		乳固形分	うち乳脂肪分	
乳製品アイスクリーム類[1]	アイスクリーム	15.0％以上	8.0％以上	
	アイスミルク	10.0％以上	3.0％以上	植物性脂肪を加えた製品がある。
	ラクトアイス	3.0％以上	－	主な脂肪は植物性脂肪である。
一般食品[2]	氷菓	－	－	食品成分表では乳成分入りの氷菓をシャーベットとして乳類に収載している。

注：1) 厚生労働省『乳及び乳製品の成分規格等に関する省令』（昭和26年12月27日厚生省令第52号）
　　2) 厚生労働省『食品，添加物等の規格基準』（昭和34年12月28日厚生省告示第370号）

が定められている。不安定な温度条件で長時間保存した場合に乳糖が結晶化し，氷の結晶より溶けにくいことから口どけに影響を与えることがあり，サンディという。

7) バター

　バターはクリームを分離し，激しく撹拌（チャーニング）することによって粒状になった脂肪分を凝集させ，これを練り上げて（ワーキング）形成したものである。チャーニングにより，水中油滴型（O/W）エマルションから油中水滴型（W/O）エマルションに相転換させる。成分規格では乳脂肪分80.0％以上，水分17.0％以下と規定されている。有塩バターは重量当たり1.0～2.0％の食塩を添加しており，風味と保存性がよい。食塩不使用バター（別名：無塩バター）は，食塩が添加されていないため，製菓や製パン及び調理用として使用される。発酵バターは，クリーム状から乳脂肪を濃縮した段階で乳酸菌を添加し，発酵させて製造する。さわやかで香りの良い風味をもち，製菓や製パンに利用される。なお，バターは「日本食品標準成分表2020年版（八訂）」では，油脂類に収載されている。

（8）牛乳の利用

1）ラクトフェリン（Lf）

ラクトフェリンは，鉄と結合する糖たんぱく質であり，増殖に鉄を必要とする細菌の生育に対して静菌作用を示す。抗菌・抗ウイルス作用，ビフィズス菌増殖作用，鉄吸収調節作用，抗酸化作用，免疫調節機能，細胞増殖効果等多くの機能を有することが報告されている[6]。ラクトフェリンをペプシンで分解して生成されるラクトフェリシンは，より高い抗菌性を有する[7]。人乳は，他の動物種と比較して，多くのラクトフェリンを含有している（初乳 0.5～0.7 g/100 mL，成乳 0.1 g～0.3 g/100 mL）。機能性素材として育児用調製粉乳や乳飲料にも配合されている。

2）カゼインホスホペプチド（CPP）

カゼインホスホペプチドとは，α-カゼイン，β-カゼインのホスホセリンや親水性アミノ酸を多く含むペプチド類の総称である。カゼインのトリプシン分解により，生成される。カルシウム吸収促進[8]，抗う蝕[9]，粘膜免疫増強の作用をもつことが報告されている。ミネラルの吸収を助ける機能が顕著であり，これを添加した食品が製造されている。

3）グリコマクロペプチド（GMP）〔カゼイノグリコペプチド（CMP）〕

乳や乳清（ホエイ）に含まれているため，比較的大量に調製しやすい物質である。κ-カゼインの糖鎖を含む糖ペプチドであり，シアル酸を含む糖鎖とも結合している。グリコマクロペプチドは，口腔細菌の付着阻止効果，ビフィズス菌の増殖促進効果，胃酸分泌抑制効果，血小板凝集活性等が報告されている[10]。

4）シアル酸

シアル酸は，炭素数が9つの N-アセチルノイラミン酸の総称である。牛乳中では，糖たんぱく質，オリゴ糖，ガングリオシドとして存在している。細胞間の情報伝達，免疫応答，細胞の分化及びレセプター機能の調節等においてシアル酸は重要な役割を果たしている[11]。牛乳は，人乳に比べてシアル酸量が低いことからシアル酸を強化した乳児用調製粉乳もある。

5）オリゴ糖

乳中オリゴ糖は，腸内の有用菌の増殖を促進し，活性を高めることから宿主の健康に有益であるため[12]，代表的なプレバイオティクスといえる。ガラクトオリゴ糖は，「身体の生理学的機能や生物学的活動に影響を与える保健機能成分」として，特定保健用食品に認可されている。

4 卵　類

（1）はじめに

　食用とする卵類には，鶏卵，うずら卵，あひる卵，うこっけい卵等がある。この中で日常食べられているのは鶏卵である。鶏卵は栄養価が高く，安価であり，日本における1人当たりの消費量は多い。

（2）生産と消費

　鶏卵の世界における総生産量は2021（令和3）年では8,712万トンであり，国別では中国が2,931万トンで最も多く，次いでインドが671万トンであり，米国が664万トンで3位，日本は257万トンで7位である。日本の生産量は2022（令和4）年には259万トンとなっている。茨城，岡山，鹿児島，広島県等で生産が多い。国内の年間消費量は2022（令和4）年では1人年間平均339個である。

　卵用鶏は白色レグホンが世界的にもよく普及し，日本でも産卵鶏の約80%がこの種類である。白色レグホンの卵殻は白色である。また，同じ白色卵殻の卵を産む白色プリマスロックは卵肉兼用種として飼育されている。

　農林水産省が定めた「鶏卵の取引規格」では鶏卵の種類は，LL，L，M，MS，S及びSSとなっている（表3-15）。等級は特級，1級，2級があり，特級と1級は生食用であるが，2級は加熱加工用である。

（3）卵の構造

　鶏卵の構造を図3-12に示す。鶏卵は卵殻部，卵白部，卵黄部からなる。卵殻部，卵白部，卵黄部の重量比はおおよそ1：6：3である。

1）卵殻部
卵殻部はクチクラ（最外層の薄い膜），卵殻，卵殻膜よりなる。

a　クチクラ
　卵の最外層を覆っている厚さ10 μmのケラチン様たんぱく質でできた薄膜である。鶏卵は出荷前に温水で洗浄されるので，通常の場合クチクラは剥がれ落ちる。

b　卵　殻
　卵殻は約98%の無機質と約2%の有機質から構成される。成分の大部分は炭酸カルシウム（$CaCO_3$）であり，その他炭酸マグネシウム（$MgCO_3$），リン酸カルシウム〔$Ca(PO_4)_2$〕，リン酸マグネシウム（$MgPO_3$）等からなる。卵殻の厚さは0.3～0.35 mmで，気孔とよばれる直径10～30 μmの小孔が，卵1個当たり1～2万個開いている。気孔を通して，ガスの出入りがあり，鶏卵内部の水分が蒸発する。

表3-15　鶏卵の取引規格

種類	ラベルの色	鶏卵 1 個の重量
LL	赤	70 g 以上 76 g 未満
L	橙	64 g 以上 70 g 未満
M	緑	58 g 以上 64 g 未満
MS	青	52 g 以上 58 g 未満
S	紫	46 g 以上 52 g 未満
SS	茶	40 g 以上 46 g 未満

資料：農林水産省『鶏卵規格取引要綱』2000 年

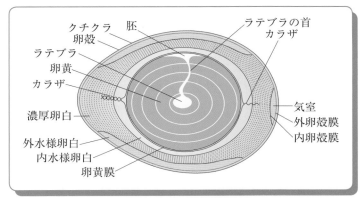

図3-12　鶏卵の構造

c　卵殻膜

卵殻膜は繊維状たんぱく質から形成される。卵殻膜は厚さ 20 μm の内部膜と 50 μm の外部膜の 2 層構造で，鈍端で分かれて気室を形成する。

2）卵白部

卵白部は卵黄を取り巻く粘稠な液体部分である。卵白部は外水様卵白，濃厚卵白，内水様卵白からなり，外水様卵白，濃厚卵白，内水様卵白の重量比はほぼ 1：2：1 である。

カラザはオボムチンからなるねじれた紐状で，両端は濃厚卵白内に固定され，卵黄を長軸方向に引っ張って，卵黄を卵の中心部分に固定している。

3）卵黄部

卵黄部は，卵黄膜に包まれ，頂部に胚がある。卵黄膜は 3 層構造の半透明な膜で，卵黄の形状を保っている。胚と卵黄中央部のラテブラはラテブラの首でつながり，卵黄の栄養分を胚へ移送する役割を担っている。卵黄は卵白と比較してたんぱく質，脂質，灰分，ビタミン類が多く含まれる。

（4）卵の性質

1）熱凝固性

卵白と卵黄では，加熱により変性して凝固する温度帯が異なる。卵白は凝固する温

度範囲が広く，60℃前後から凝固し始め，80℃以上で固いゲルとなる。卵黄は卵白よりも凝固する温度範囲が狭く，65℃から熱変性が始まり，70℃で粘りのある半熟，80℃で完全に凝固する。卵を68〜70℃で長く保つと，卵黄は流動性のない凝固状態となる。卵白では，13％程度含まれるオボトランスフェリンは凝固する。しかし，約54％含まれるオボアルブミンや約11％含まれるオボムコイドが凝固しないために半流動状態となる。このような状態の卵を温泉卵という。

2) 酸及びアルカリ凝固

鶏卵は pH 2.2 以下あるいは pH 12.0 以上でゲル化する。アルカリ凝固を利用した食品にピータンがある。ピータンはあひるの卵を用い，紅茶のろ液に食塩，草木灰，生石灰を加えたものを塗り，25〜35℃で4〜6週間貯蔵してつくる。

3) 泡立ち性

卵白，卵黄ともに泡立つ。泡立ち性は表面張力によって変性したたんぱく質によって生じる。特に，卵白のオボグロブリン，オボトランスフェリン（コンアルブミン），オボムチンはすぐれた起泡性を示し，安定した泡沫を形成する。

4) 乳化性

主に卵黄に含まれるリン脂質のレシチンやリポたんぱく質が，分子中に親水基と疎水基をもつため，界面活性剤として作用する。LDL 画分（主体は低密度リポたんぱく質画分）と HDL 画分（主体は高密度リポたんぱく質画分）を比較すると，乳化力は LDL 画分で高く，乳化の安定性は HDL 画分で高い。

（5）成分・機能

鶏卵は栄養的にすぐれたたんぱく質を含み，アミノ酸スコアは100である。ビタミン C を除く各種のビタミンを含む。特に，ビタミン A 及び B₂ を多く含む。また，コレステロールが多く含まれる。

卵黄と卵白では成分は大きく異なり，脂質は卵黄のみに高含量で含まれ，卵白には含まれない。灰分は卵黄に多く含まれ，水分は卵白に多い。卵白と卵黄の成分の相違を表 3-16 に示す。

1) たんぱく質

卵白たんぱく質はオボアルブミン，オボトランスフェリン（コンアルブミン），オボムコイド，オボグロブリン，オボムチン，アビジン等からなる。卵黄たんぱく質は，脂質やリンと結合した複合たんぱく質で，リポビテリン，リポビテレニン，リベチン，ホスビチン等がある。リポビテリンとリポビテレニンは脂質がたんぱく質と結合したものであり，ホスビチンはリンがたんぱく質と結合したものである。

a 卵白たんぱく質

卵白たんぱく質には特殊な生化学作用があり，微生物，特に細菌に対する溶菌作用または増殖阻止作用を示すものが含まれ，細菌の増殖を防いでいる。卵白たんぱく質の発現する高い粘度は，細菌が卵白内を自由に運動することを阻止する効果がある。

表3-16　可食部100g当たりの卵の成分

	水分 (g)	たんぱく質[1)] (g)	脂質[2)] (g)	炭水化物[3)] (g)	灰分 (g)	ナトリウム (mg)	カリウム (mg)
全卵	75.0	(11.3)	9.3	0.3	1.0	140	130
卵黄	49.6	13.8	28.2	0.2	1.7	53	100
卵白	88.3	9.5	0	0.4	0.7	180	140

	カルシウム (mg)	リン (mg)	鉄 (mg)	VA[4)] (μg)	VB$_1$ (mg)	VB$_2$ (mg)	コレステ ロール(mg)
全卵	46	170	1.5	210	0.06	0.37	370
卵黄	140	540	4.8	690	0.21	0.45	1200
卵白	5	11	Tr	0	0	0.35	1

注　：1）アミノ酸組成によるたんぱく質の値を記載
　　　2）脂肪酸のトリアシルグリセロール当量の値を記載
　　　3）利用可能炭水化物（単糖当量）の値を記載
　　　4）レチノール活性当量で示した。
資料：文部科学省科学技術・学術審議会資源調査分科会『日本食品標準成分表（八訂）増補2023年』2023年

① 　オボアルブミン：卵白たんぱく質の中で最も量の多いたんぱく質であり，糖と
　リンを含み，泡立ち性や熱凝固性に関係する。
② 　オボトランスフェリン：コンアルブミンともいう。1分子当たり鉄，銅，亜鉛等
　の金属イオン2原子と結合する性質をもつ。そのため，卵白内に侵入した細菌に
　対し金属イオンの不足をもたらす。赤痢菌のように鉄を必要とする微生物では，
　鉄不足により増殖が阻害される。
③ 　オボムコイド：トリプシンに対する阻害作用（トリプシンインヒビター）を有す
　る糖たんぱく質で，熱に対する抵抗性が高い。ヒトのトリプシンは阻害されな
　い。
④ 　オボムチン：繊維状の高分子の糖たんぱく質で，濃厚卵白の高い粘性に寄与す
　る。濃厚卵白では，オボムチンとリゾチームの結合によって高い粘性が保持され
　る。また，卵白の起泡性に関与し，泡の安定性に役立つ。
⑤ 　リゾチーム（オボグロブリンG1）：塩基性たんぱく質で，腐敗原因菌であるグラ
　ム陽性菌の細胞壁中の多糖類を加水分解して，細胞壁を破壊する溶菌作用をも
　つ。
⑥ 　オボグロブリンG2，G3：高分子の糖たんぱく質で，起泡性を有する。
⑦ 　アビジン：糖たんぱく質で，ビオチンと結合してビオチンを不活性化する。ビ
　オチンを必須とする細菌の増殖を阻害する。

b　卵黄たんぱく質
　卵黄のたんぱく質は低密度リポたんぱく質（LDL），高密度リポたんぱく質（HDL），
リベチン，ホスビチン等からなる。低密度リポたんぱく質は約13％のたんぱく質と
約87％の脂質からなり，卵黄中最も多くの脂質を含むたんぱく質である。低密度リ
ポたんぱく質は卵黄の乳化力，全卵の起泡性に関与する成分で，製菓原料として品質

を左右する。

① リポビテレニン：低密度リポたんぱく質で，卵黄中に最も多いたんぱく質である。卵黄の乳化性や凍結変性に関与する。

② リベチン：リポたんぱく質を除いたたんぱく質の大部分を占める水溶性たんぱく質で，α-リベチン，β-リベチン及びγ-リベチンの3成分に大別される。これらは免疫学的に血清たんぱく質と同一とされる。

③ リポビテリン：高密度リポたんぱく質で卵黄顆粒中に存在して，ホスビチンと結合している。

④ ホスビチン：卵黄顆粒中に存在して，リン含量が約10％ときわめて高いリンたんぱく質である。鉄との結合性が高い。

鶏卵のたんぱく質はロイシン，リシン，バリン等の必須アミノ酸含量が高く，シスチン，メチオニン等の含硫アミノ酸も多く，アミノ酸スコアは100である。

2) 脂 質

大部分は卵黄に含まれる。卵黄の脂質はたんぱく質と結合したリポたんぱく質の形で存在する。卵黄脂質の組成は，約65％がトリアシルグリセロール，約30％がリン脂質，約5％がコレステロールと微量のカロテノイドから構成される。トリアシルグリセロールは一価不飽和脂肪酸のオレイン酸が最も多く，次いで飽和脂肪酸のパルミチン酸，二価不飽和脂肪酸のリノール酸，飽和脂肪酸のステアリン酸の順となっている。リン脂質としては，ホスファチジルコリン（レシチン）が最も多く，次いでホスファチジルエタノールアミン（ケファリン）である。

鶏卵は他の食品と比較してコレステロールの含量が高く，全卵では370 mg/100 g，卵黄では1,200 mg/100 gが含まれる。

3) 炭水化物

炭水化物は，全卵に0.3％含まれる。卵黄，卵白に含まれる糖は，いずれもたんぱく質や脂質と結合した型のものと遊離型があり，遊離型の大部分はグルコースである。

4) 無機質

卵黄と卵白では異なり，卵白にはナトリウム，カリウム等が多く含まれ，カルシウム，リン，鉄等は卵黄に含まれる。全卵可食部に含まれる無機質で最も多いのはリンで，100 g中に170 mg含まれ，次いでナトリウムが140 mg，カリウムが130 mg，カルシウムが46 mg，鉄が1.5 mg含まれる。

ゆで卵の卵黄と卵白の境界面が，緑黒色になることがある。これは卵黄から鉄が，卵白から硫化水素が溶出して反応し，硫化鉄が形成され，さらにカロテノイド色素とも結合するためである。

5) ビタミン

全卵にはビタミンA，D，Eのような脂溶性ビタミンと，B_1，B_2，ナイアシン等の水溶性ビタミンが含まれるが，ビタミンCは含まれない。卵黄は全卵とほぼ同様の

ビタミン組成を示すが，卵白は水溶性ビタミンのみであり，その中でビタミン B$_2$ の含量が高い。

6）色　素

卵殻の褐色の色素はプロトポルフィリンによるものである。卵殻の色は鶏の品種や系統によるもので，栄養価やおいしさとは無関係である。卵白のうす黄色は，リボフラビン結合たんぱく質である。卵黄の色は，カロテノイド系のルテイン，ゼアキサンチン，クリプトキサンチン，β-カロテン等であるが，これらは飼料から移行するもので，鶏の体内で形成されるものではない。また，クリプトキサンチンやカロテンが卵黄の黄色の度合いに及ぼす影響は小さいために，黄色の度合いはビタミン A 効力とは関連しない。

7）機能性成分

卵黄の免疫グロブリン（Ig）である γ-リベチン（IgY）は，抗体調製剤として利用される。リゾチームはグラム陽性菌に対する溶菌作用があるために，医薬品や食品保存料として利用される。シアリルオリゴ糖は卵黄に多く含まれ，シアル酸にオリゴ糖が結合したもので，ウイルス感染阻害作用等の生理機能を示すことが見出されている。オボムチンはインフルエンザウイルスの働きを抑制する作用を有する。卵殻カルシウムは微粒子に粉砕され，カルシウム強化食品素材として使われる。

8）アレルゲン性成分

鶏卵は食品アレルギーの主要な原因食品の１つである。おもなアレルゲンは卵白のオボアルブミンとオボムコイドであり，オボトランスフェリンやリゾチームもあげられる。オボムコイド以外のたんぱく質は，加熱により構造が変化するためにアレルゲンではなくなる。

▌（6）鮮　度

貯蔵中に鶏卵はさまざまな変化をする。

気孔を通して，卵内の水分が蒸散し，気室の容積が増加し，卵の重量や比重が減少する。比重は，新鮮卵では 1.08 〜 1.09 程度であるが，非常に古くなると 1.02 程度となる。

卵白中の二酸化炭素は気孔を通して放出され，卵白の炭酸イオン（CO$_3^{-2}$）が減少するため，産卵後日数の経過につれて pH は上昇する。新鮮な卵白の pH は 7.6 程度であるが，20 ℃では数日後には pH 9.0 〜 9.4 となる。卵黄の pH も 6.0 〜 6.3 から最終的には pH 6.5 〜 6.8 まで非常にゆっくり上昇する。卵白の pH の上昇に伴って，濃厚卵白の主体である不溶性オボムチンのゲル構造は破壊されるため，水様性卵白の割合が増加して卵白の粘度は低下する。これらを濃厚卵白の水様化現象という。古くなった卵は，卵黄膜の強度低下や濃厚卵白の水様化のために，卵白の水分が卵黄に移行して卵黄の乳化性が低下する。

鶏卵の消費期限については，2010（平成22）年に日本養鶏協会の鶏卵日付表示等改

訂委員会により，家庭内で生食用として消費される鶏卵は，産卵日を起点として21日以内を限度として表示し，保管温度は25℃以下に努めると定められている。

1）鶏卵の品質検査

鶏卵は動物性食品の中で貯蔵性の高い食品である。鶏卵の鮮度判定の方法として，割卵しない方法と割卵による方法がある。

a 非割卵検査

① 透視検査法：鶏卵に光をあてて，卵黄の輪郭，卵黄の動揺の様子，気室の深さ等を卵殻を通して観察し，鮮度を判定する方法である。

② 比重法：比重1.027の食塩水の中に卵を入れて判断する方法である。新鮮な卵は沈むが，古くなると浮いてくる。また，比重の異なる溶液を用いて，卵の浮きあがりによる判定方法もある。

b 割卵検査

① 卵黄係数：卵を平板に流したときの卵黄の高さを直径で除したもの（卵黄の高さ÷卵黄の直径）。新鮮卵の卵黄係数は0.35〜0.44であり，0.25以下は古い卵とされる。

② ハウユニット（HU）：卵重量（W g）と卵白の高さ（H mm）から次式により算出される。新鮮卵では80〜90である。アメリカにおいてはHU 60以上を食卓用卵として推奨している。HUは25℃を超える高温下では低下が著しい。

$$HU = 100 \log_{10} (H - 1.7 W^{0.37} + 7.6)$$

2）貯蔵方法

① 低温貯蔵：15〜20℃の室温に保存した場合では，20日程度でHUは30を下回り，規格基準から外れてしまう。しかし，4℃での冷蔵保存では，3か月保存してもHUは60程度に保持される。

② 冷凍貯蔵：一般的には，割卵した状態で，全卵，卵黄，卵白等として貯蔵される。卵黄では冷凍によりゲル化するため，10〜20％の糖あるいは5〜10％の食塩が添加される。急速凍結して，−15〜−18℃で貯蔵する。

③ ガス貯蔵：鶏卵内部からの二酸化炭素の散逸を防止するために，二酸化炭素濃度を増加させて，低温の密閉貯蔵庫で保存する方法である。

▌（7）栄養強化卵

特定の栄養成分を基準値以上に強化した鶏卵が市場に出されている。

① ヨウ素強化卵：ヨウ素の多い海藻の粉末あるいはヨウ化ナトリウムを配合した飼料を用いて，ヨウ素量を高めた卵（通常鶏卵より240 μg/100 g以上の増加）。

② 鉄強化卵：有機鉄とアスコルビン酸の配合飼料を用いて，鉄を強化した卵（通常の鶏卵より0.68 mg/100 g以上の増加）。

③　脂溶性ビタミン強化卵：脂溶性ビタミンの濃度を高めたビタミン A 強化卵，ビタミン D 強化卵，ビタミン E 強化卵等がある（通常鶏卵より VA：77 µg/100 g，VD：0.55 µg/100 g，VE：0.55 mg/100 g 以上各々を強化）。

④　α-リノレン酸強化卵：α-リノレン酸の高いしそ油，えごま油，あまに油，ペリラ油等を配合した飼料を用い，α-リノレン酸濃度を通常鶏卵より 22 mg/100 g 以上に高めた卵。

⑤　ドコサヘキサエン酸（DHA）強化卵：DHA を多く含む魚粉や魚油を添加した飼料を用いて，通常鶏卵より 60 mg/100 g 以上 DHA を強化した鶏卵。

（8）加工卵

　加工卵には液卵，凍結卵，乾燥卵等の一次加工品がある。液卵では低温保持殺菌が行われる。凍結卵は卵黄のゲル化を防ぐために，ショ糖や食塩が加えられる。乾燥卵では卵白の糖を除くために，脱糖処理が行われる。

引用文献

1）FAO, FAOSTAT（Production），https://www.fao.org/faostat/（Accessed 2024-01-23）

2）農林水産省『食料需給表』，http://www.maff.go.jp/j/zyukyu/fbs/

3）今井哲哉「ホエーたんぱく質の健康機能と利用」ミルクサイエンス，55，2007 年，pp.227-235.

4）D.G. Dalgleish, *Proteins*（*Advanced Dairy Chemistry, vol.1, P.F. Foxed*），1992, pp.579-619.

5）上西一弘他「日本人若年成人女性における牛乳，小魚（ワカサギ，イワシ），野菜（コマツナ，モロヘイヤ，オカヒジキ）のカルシウム吸収率」日本栄養・食糧学会誌，51，1998 年，pp.259-266.

6）T. Soejima, et al., Determination of bovine lactoferrin-supplemented dairy products and raw milk by an automated latex assay, *J. Dairy Res.*, 74, 2006, pp.100-105.

7）W. Bellamy, et al., Identification of the bactericidal domain of lactoferrin, *Biochim. Biophy. Acta*, 1120, 1992, pp. 130-136.

8）内藤 博「カゼインの消化時生成するホスホペプチドのカルシウム吸収促進機構」日本栄養・食糧学会誌，39，1986 年，pp.433-439.

9）E.C. Reynolds, Remineralization of enamel subsurface lesions by casein phosphopeptide-stabilized calcium phosphate solutions, *J. Dent, Res.*, 76, 1997, pp.1587-1595.

10）E.P. Brody, Biological activities of bovine glycomacropeptide, *Br. J. Nutr.*, 84（suppl.1），2000, pp.S39-S46.

11）R. Schauer, Achievements and challenges of sialic acid research, *Glycoconj. J.*, 17, 2000, pp.485-499.

12）M. Messer and T. Urashima, Evolution of milk oligosaccharides and lactose, *Trends Glycosci. Glycotechnol.*, 14（77），2002, pp.153-176.

参考文献

小川 正・的場輝佳『新しい食品加工学』南江堂，2011 年

沖谷明紘編『肉の科学（シリーズ「食品の科学」）』朝倉書店，1996 年

加藤保子・中山勉『食品学Ⅱ－食品の分類と利用法』南江堂，2007 年

金森正雄編『今日の乳児栄養』光生館，1985 年

上野川修一編『乳の科学』朝倉書店，1996 年

上野川修一編『ミルクの事典』朝倉書店，2009 年

清澤 功『母乳の栄養学』金原出版，1998 年

厚生労働省『日本人の食事摂取基準 2020 年版』第一出版，2020 年

（社）日本養鶏協会内鶏卵日付表示等改訂委員会『鶏卵の日付等表示マニュアル 改訂版』，
　　2010 年

菅原龍幸監修，田所忠弘・安井明美編著『Ｎブックス新版 食品学Ⅱ』建帛社，2016 年

杉田浩一他編『日本食品大事典』医歯薬出版，2003 年

瀬口正晴・八田 一編『食べ物と健康 2 食品学各論』化学同人，2003 年

全国学校栄養士協議会編『栄養教諭のための食肉の知識 改訂版』学校給食研究改善協会，
　　2006 年

全国食肉公正取引協議会編『お肉の表示ハンドブック』全国食肉公正取引協議会，2010 年

総務省統計局『世界の統計 2020』日本統計協会，2020 年

平 宏和・芹澤正和・梶浦一郎・竹内昌昭・中井博康『食品図鑑』女子栄養大学出版部，
　　2006 年

長澤治子編著『食べ物と健康　食品学・食品機能学・食品加工学』医歯薬出版，2004 年

日本栄養・食糧学会監修『牛乳成分の特性と健康』光生館，1993 年

日本食肉消費総合センター（http://www.jmi.or.jp/），2010 年

農林水産省『鶏卵規格取引要綱』2000 年

鶏卵公正取引協議会「鶏卵の表示に関する公正競争規約及び施行規則」2016 年

農林水産省生産局畜産部食肉鶏卵課『食肉鶏卵をめぐる情勢』2020 年

藤原昌高『地域食材大百科』農山漁村文化協会，2011 年

文部科学省科学技術・学術審議会資源調査分科会，『日本食品標準成分表 2020 年版（八
　　訂）』2020 年，同『日本食品標準成分表（八訂）増補 2023 年』2023 年

文部科学省科学技術・学術審議会資源調査分科会『日本食品標準成分表 2020 年版（八訂）
　　脂肪酸成分表編』2020 年，同『日本食品標準成分表（八訂）増補 2023 年 脂肪酸成分
　　表編』2023 年

山上義久『鶏卵の取扱いと品質 農業技術体系』農山漁村文化協会，2009 年

山内邦男・横山健吉『ミルク総合事典』朝倉書店，1992 年

第4章 油脂, 甘味料, 調味料, 香辛料, 嗜好飲料

1 油　脂

(1) はじめに

　油脂は多くの加工食品にとって不可欠な原料であり, 食品のおいしさや食感に大きな役割を果たしている。油脂の主成分は, トリアシルグリセロール (またはトリグリセリド) で, 少量の不ケン化物等を含んでいる。油脂には, 動植物原料から採取され, 食用に適するように精製された天然油脂に属するものと, マーガリンやショートニングに代表される加工油脂がある。

(2) 分　類

　油脂は一般に常温 (15～20℃) で液体 (油, oil) と固体 (脂, fat) がある。主に油は植物性原料由来, 脂は動物性原料由来である。例外として, 植物性原料由来である

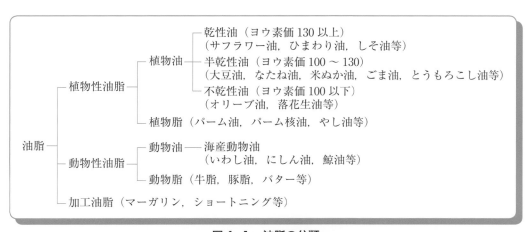

図4-1　油脂の分類

資料：社団法人日本油化学会編『油化学便覧』丸善, 2001 年, pp.602-604
　　　農林水産省食品産業振興課『我が国の油脂事情』, 2009 年, p.15, 17, pp.29-32
　　　財団法人油脂工業会館『世界の油脂原料事情』, 2004 年, p.3
　　　新谷 勛『食品油脂の科学』幸書房, 1989 年, pp.2-3

が常温で固体のパーム油，動物性原料由来であるが常温で液体の魚油等がある。

植物油は，油を皮膜のように薄く塗り放置した際，空気中の酸素で脂肪酸の二重結合部分が酸化・重合して固化する性質により，固化しやすい乾性油（ヨウ素価が130以上），固化しない不乾性油（ヨウ素価100以下），乾性油と不乾性油の中間的な性質の半乾性油（ヨウ素価100～130）に分けられる（図4-1）。

▌（3）採油と精製

油脂のうち，植物性油脂の採油方法は大きく分けて圧搾法，抽出法，圧抽法の3つに大別される。圧搾法はごま油やオリーブ油等，香りや風味を重視する油脂に用いられる。抽出法は溶媒を用いて採油する方法であり，大豆油や米ぬか油等のように油脂含有量が20％以下の比較的少ないものに用いられる。圧抽法は油脂含有量が多いなたね油等に用いられている。

原料油脂は最初に粉砕し，熱処理を行う。圧搾法は残油が多く，油の収率が悪いので抽出法と組み合わせて行われることが多い。抽出法は，前処理された原料油脂と溶媒を50～60℃で接触させた後，油脂と溶媒を分離することで油脂を採油する。

動物性油脂は，原料の仕分けや水洗等の前処理を行った後，乾式法または湿式法により採油される。乾式法は原料油脂を直火または蒸気加熱等で油脂を溶出させる方法である。湿式法は原料油脂と水を加熱して，浮き上がった油脂を分離する方法である。

油脂は抽出後，不純物を取り除くために，脱ガム（リン脂質等のガム質を除去），脱酸（NaOHと中和させ遊離脂肪酸を除去），脱色（吸着剤を用いてカロテノイド系，クロロフィル系色素を除去），脱臭（原料油脂特有のにおいを除去）の工程により精製される。精製油を白絞油と称することもある。家庭用の精製油を天ぷら油といっていたが，現在は業務用の一部に残っているのみである。また，低温でも使用することができるサラダ油は，脱色工程の後に脱ろう（ウインタリング；wintering，低温で固まる成分を取り除く）を行うことにより，ろう分を除去する。品種改良等により，ろう分が低下した原料油脂では，脱ろう工程が省略される場合がある。

油脂の国内生産量及び輸入量を表4-1・2に示す。

表4-1　国内の油脂生産量
（単位：1,000トン）

年度	植物性油脂					動物性油脂				合計
	大豆油	なたね油	やし油	その他	小計	魚・鯨油	牛脂	その他	小計	
2021	539	886	0	205	1,630	66	65	194	325	1,955

表4-2　油脂の輸入量
（単位：1,000トン）

年度	植物性油脂					動物性油脂				合計
	大豆油	なたね油	やし油	その他	小計	魚・鯨油	牛脂	その他	小計	
2021	13	28	39	849	929	15	2	2	19	948

表4-1，4-2資料：農林水産省『令和3年度食料需給表』（2023年）
http://www.maff.go.jp/j/zyukyu/fbs/

（4）特性と機能

1）おもな油脂の脂肪酸組成

油脂の特性は，グリセリンと結合している脂肪酸の種類によって決定される。油脂を構成する脂肪酸は直鎖状で，二重結合をもたない飽和脂肪酸と二重結合をもつ不飽和脂肪酸がある。飽和脂肪酸は融点が高く常温では固体である。炭素数12のラウリン酸，炭素数16のパルミチン酸，炭素数18のステアリン酸等がある。さらに，炭素数10以下の脂肪酸を低級脂肪酸といい，揮発性が高い。

二重結合をもつ不飽和脂肪酸は，融点が低く流動性がある。二重結合が1つの一価不飽和脂肪酸，2つの二価不飽和脂肪酸等があり，二重結合が2つ以上の場合は多価不飽和脂肪酸という。油脂の特性を示す融点，ヨウ素価，ケン化価は脂肪酸の炭素数や二重結合数に関係している。おもな油脂の特性を表4−3及び表4−4に示す。

2）おもな油脂のトコフェロール含量

油脂はトコフェロール（ビタミンE）の供給源としてもすぐれており，大豆油，なたね油，米ぬか油，ごま油等に多く含まれている。トコフェロールには抗酸化性があり，不飽和脂肪酸の酸化を防止する。おもな油脂のトコフェロール含量を表4−5に示す。

3）機能性成分

油脂に含まれる機能性成分の中で，ごま油の原料のごまのリグナン類には，おもにセサミン，セサモリン，セサミノール，セサモールがある（p.42，図2−18）。セサミンには肝機能改善効果やコレステロール低下作用が確認されている。セサミノールは活性白土を用いたごま油の脱色工程にセサモリンの転移反応により生成される。セサモールはセサモリンが焙煎工程や焙煎油を用いた調理過程においてセサモリンの分解で生じる。セサミノール及びセサモールはいずれも抗酸化性を示す。米ぬか油の原料の米ぬかに含まれている γ−オリザノール（図4−2）は抗酸化性や血中コレステロールの低下作用等をもつことが知られている。

油脂に含まれる脂肪酸のうち，リノール酸は血清コレステロールを低下させる作用

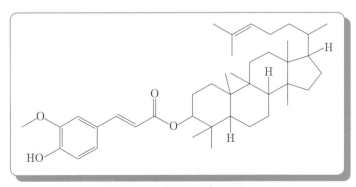

図4−2　γ−オリザノール

表4-3　各種植物性油脂の特性

植物性油脂	飽和脂肪酸(g)	4:0 酪酸	6:0 ヘキサン酸	8:0 オクタン酸	10:0 デカン酸	12:0 ラウリン酸	14:0 ミリスチン酸	16:0 パルミチン酸	18:0 ステアリン酸	一価不飽和脂肪酸(g)	多価(n-3)不飽和脂肪酸(g)	多価(n-6)不飽和脂肪酸(g)	16:1 パルミトレイン酸	18:1 オレイン酸	18:2n6 リノール酸	18:3n3 α-リノレン酸	ケン化価	ヨウ素価
あまに油	8.09	0	0	0	0	0	38	4,500	3,200	15.91	56.63	14.50	52	16,000	14,000	57,000	187~197	168~190
えごま油	7.64	0	0	0	0	0	0	5,600	1,900	16.94	58.31	12.29	75	17,000	12,000	58,000	187~197	162~208
オリーブ油	13.29	-	-	-	-	0	0	9,800	2,900	74.04	0.60	6.64	660	73,000	6,600	600	188~196	76~90
ごま油	15.04	-	-	-	-	0	0	8,800	5,400	37.59	0.31	40.88	120	37,000	41,000	310	187~196	104~118
米ぬか油	18.80	-	-	-	-	-	280	16,000	1,700	39.80	1.15	32.11	160	39,000	32,000	1,200	181~195	92~109
サフラワー油 ハイオレイック	7.36	-	-	-	-	-	68	4,500	1,900	73.24	0.21	13.41	91	73,000	13,000	210	185~195	85~93
サフラワー油 ハイリノール	9.26	-	-	-	-	-	110	6,300	2,200	12.94	0.22	69.97	74	13,000	70,000	220	186~198	138~151
大豆油	14.87	-	-	-	-	-	71	9,900	4,000	22.12	6.10	49.67	84	22,000	50,000	6,100	188~195	125~138
とうもろこし油	13.04	-	-	-	-	-	0	10,000	1,900	27.96	0.76	50.82	120	28,000	51,000	760	186~196	110~128
なたね油	7.06	-	-	-	-	0	78	4,000	1,900	60.09	7.52	18.59	200	58,000	19,000	7,500	168~183	97~110
パーム油	47.08	-	-	-	0	420	1,100	41,000	4,100	36.70	0.19	8.97	150	36,000	9,000	190	195~205	45~46
パーム核油	76.34	0	190	3,900	3,400	45,000	14,000	7,600	2,200	14.36	0	2.43	0	14,000	2,400	0	243~255	14~24
ひまわり油 ハイリノール	10.25	-	-	-	-	-	36	5,700	4,100	27.35	0.43	57.51	62	27,000	58,000	430	186~196	122~139
ひまわり油 ミッドオレイック	8.85	-	-	-	-	-	49	4,100	3,400	57.22	0.22	27.88	70	57,000	28,000	220		
ひまわり油 ハイオレイック	8.74	-	-	-	-	-	0	3,400	3,700	79.90	0.23	6.57	80	80,000	6,600	230		
綿実油	21.06	-	-	-	-	-	590	18,000	2,200	17.44	0.34	53.51	480	17,000	54,000	340	189~199	99~121
やし油	83.96	0	510	7,600	5,600	43,000	16,000	8,500	2,600	6.59	0.21	1.53	0	6,500	1,500	0	248~264	7~13
落花生油	19.92	-	-	-	-	-	44	11,000	3,000	43.34	0.21	28.80	130	42,000	29,000	210	188~196	84~102

注：各脂肪酸は可食部100g当たりの脂肪酸量（mg）。オレイン酸は、オレイン酸とシス-バクセン酸の合計値。

資料：文部科学省科学技術・学術審議会資源調査分科会『日本食品成分表（八訂）増補2023年 脂肪酸成分表編』2023年
社団法人日本油化学会編『油化学辞典－脂質・界面活性剤－』丸善，2004年，p.55
藤田 哲『食用油脂－その利用と油脂食品－』幸書房，2000年，pp.36-37
農林水産省食品産業振興課『我が国の油脂事情』2009年，p.45，pp.53-54
宮川高明『食用油脂の科学』愛智出版，2006年，p.3

表4-4　各種動物性油脂の特性

動物性油脂	飽和脂肪酸 (g)	4:0 酪酸	6:0 ヘキサン酸	8:0 オクタン酸	10:0 デカン酸	12:0 ラウリン酸	14:0 ミリスチン酸	16:0 パルミチン酸	18:0 ステアリン酸	一価不飽和脂肪酸 (g)	16:1 パルミトレイン酸	18:1 オレイン酸	18:2n6 リノール酸	18:3n3 α-リノレン酸	20:5n3 イコサペンタエン酸	22:6n3 ドコサヘキサエン酸	多価(n-3)不飽和脂肪酸 (g)	多価(n-6)不飽和脂肪酸 (g)	ケン化価	ヨウ素価
牛脂	41.05	0	0	0	0	75	2,200	23,000	14,000	45.01	2,700	41,000	3,300	170	0	0	0.17	3.44	190〜202	25〜60
ラード	39.29	-	-	-	77	140	1,600	23,000	13,000	43.56	2,300	40,000	8,900	460	0	0	0.46	9.35	192〜203	46〜70
バター (無塩)	52.43	2,700	1,700	990	2,100	2,600	8,700	24,000	7,300	18.52	1,200	16,000	1,500	330	0	0	0.33	1.72	221〜233	26〜38
まいわし (生)	2.55	-	-	-	Tr	7	460	1,600	340	1.86	410	1,000	92	59	780	870	2.10	0.28	188〜205	163〜195

注　：各脂肪酸は可食部100 g当たりの脂肪酸量 (mg)。オレイン酸は、オレイン酸とシス-バクセン酸の合計値。
資料：文部科学省科学技術・学術審議会資源調査分科会『日本食品成分表 (八訂) 増補2023年 脂肪酸成分表編』2023年
　　　小原哲次郎編『最新食品加工講座 食用油脂とその加工』建帛社、1981年、p.26, 228, 229

表4-5　おもな油脂のトコフェロール含量 (mg/100 g)

油　脂	トコフェロール			
	α	β	γ	δ
大豆油	10.0	2.0	81.0	21.0
なたね油	15.0	0.3	32.0	1.0
米ぬか油	26.0	1.5	3.4	0.4
ごま油	0.4	Tr	44.0	0.7
とうもろこし油	17.0	0.3	70.0	3.4
サフラワー油	27.0	0.6	2.3	0.3
ひまわり油	39.0	0.8	2.0	0.4

資料：文部科学省科学技術・学術審議会資源調査分科会『日本食品標準成分表 (八訂) 増補2023年』2023年

がある。オレイン酸は不飽和脂肪酸の中でも酸化安定性が高い。魚油等に含まれるn-3系多価不飽和脂肪酸のイコサペンタエン酸（IPA，またはエイコサペンタエン酸：EPA）やドコサヘキサエン酸（DHA）は血中の中性脂肪を低下させる作用がある。生体内ではIPA及びDHAはα-リノレン酸から合成される。

（5）おもな油脂類

●植物性油脂（精製油とサラダ油）

1）大豆油

だいずの種子からおもに抽出法で採油した油である。世界で最も多く生産されており，日本ではなたね油に次ぐ生産量である。おもな脂肪酸は，リノール酸が約50％，オレイン酸が約22％である。家庭用，業務用のほか，水素添加して硬化油としてマーガリンやショートニング等の加工原料にも用いられている。天然の抗酸化剤でもあるビタミンEが多く含まれており，特にγ-トコフェロールが最も多く含まれている。

2）なたね油

あぶらな（菜種）の種子から圧搾法または抽出法で採油した油である。世界での生産量は第3位であり，日本では最も生産量が多い。カナダで品種改良されたエルカ酸（炭素数22の一価不飽和脂肪酸で，心臓障害を誘発する可能性がある）をほとんど含まないキャノーラ油（なたね油）が大部分を占める。キャノーラ油の脂肪酸は，オレイン酸が約58％，α-リノレン酸が約7.5％である。家庭用，業務用，加工用として広く用いられている。

3）米ぬか油（米油）

米ぬかから圧搾法や抽出法により採油した油である。おもな脂肪酸は，オレイン酸が約39％，リノール酸が約32％である。米ぬかにはリパーゼが多量に含まれているため，加水分解しやすいので，原料油の遊離脂肪酸が増えやすく，酸価が高い。そこで，米ぬかの集荷を迅速化したり，米ぬかを精米所で加熱処理する等の工夫がされている。原料油は赤黄色または緑黒色を呈している。味が淡白でくせがないため，家庭用，米菓やスナック菓子の揚げ油に用いられている。

4）ごま油

ごまの種子を圧搾して得られる油である。ごまの種子を煎り，粉砕したものを蒸して圧搾する。特に風味に重点がおかれるので，香味を生じさせるために高温で煎った後，搾油し，不純物を沈殿させる等の精製を行う。特有の香味を活かして，主として中国料理や日本料理の調理油や香味油に用いられている。ごまサラダ油は，焙煎せずに生の種子から搾油し精製されたものである。

ごま油は，大豆油と同様にビタミンEの中でもγ-トコフェロールが最も多い。リグナン類であるセサモールやセサミノール等も含んでいる。そのため，ごま油はトコフェロールやリグナン類等の相乗効果によって，酸化安定性が非常に高い。

5) とうもろこし油

とうもろこしの胚芽から圧搾法によって搾油した油である。日本では液体油脂の中で第3位の消費量である。おもな脂肪酸は，オレイン酸が28％，リノール酸が51％である。胚芽は主としてでん粉製造の副産物として生じ，製粉によりコーンミールやコーンスターチを製造する際に分取される。新鮮なとうもろこし油は淡黄色または黄金色で独特の風味がある。家庭用，業務用，加工用として広く用いられている。

6) パーム油

あぶらやしの果肉から圧搾法によって採油された油脂である。融点は30〜43℃で常温で固体の油脂である。あぶらやしの原産地は西部アフリカの熱帯地方といわれているが，近年はマレーシア等が主産地で，世界では大豆油に次ぐ生産量である。おもな脂肪酸は，パルミチン酸が約41％，オレイン酸が約36％であり，酸化安定性が高い。日本ではスナック菓子の揚げ油や油脂加工食品等にも多用されている。

7) パーム核油

あぶらやしの実の核から搾油した油脂である。ラウリン酸（45％弱）を主体に中鎖脂肪酸を含む固体脂で，製菓用や乳製品用に用いられている。

8) やし油

ココヤシの果実から搾油した油脂である。ココヤシの核内部の脂肪質を乾燥させたコプラ（copra）を圧搾して搾油することからコプラ油ともいわれている。白色または淡黄色で特有のにおいがある。融点が24〜27℃と，口の中の温度で最も溶けやすいので，洋菓子，製パン，乳製品用に用いられている。脂肪酸組成や物性，用途等はパーム核油と類似している。

9) オリーブ油

オリーブの果実から得られる淡黄色の油である。新鮮なオリーブを原料として，未精製のバージンオイルと，一度搾油した後の搾りかすや品質の劣るオリーブから抽出される精製オリーブ油がある。オレイン酸が約73％と多いため，酸化安定性が高い。

10) サフラワー油

紅花の種子から得られる油である。ハイリノール種の高リノール酸タイプと品種改良されたハイオレイック種の高オレイン酸タイプの2種類がある。高オレイン酸タイプは高リノール酸タイプに比べて酸化安定性が高い。ビタミンE含有量も多く，中でもα-トコフェロールが最も多い。家庭用及び加工用に用いられる。

11) ひまわり油

ひまわりの種子から採取される油である。世界では第4位の生産量であるが，日本での消費は少ない。在来品種（ハイリノール種）はリノール酸が約58％，オレイン酸が約27％である。高オレイン酸のハイオレイック種の栽培もされている。近年は，オレイン酸が57％程度の中オレイン酸のミッドオレイック種の栽培が主流である。ビタミンE含有量が多く，中でもα-トコフェロールが最も多い。家庭用や加工用に用いられる。

12) 落花生油

らっかせいの種子から圧抽法によって採取した油で，特有の香味をもつ。世界第5位の生産量であるが，日本での消費は少ない。主な構成脂肪酸のうち，約70％をオレイン酸とリノール酸が占めている。未精製油には独特の風味があるので，中国料理やフランス料理にも用いられる。

13) しそ油（えごま油）

しそ科のえごまの種子から精油された油である。乾性油に分類され，n-3系脂肪酸である α-リノレン酸が多く含まれる油脂として食用にも用いられている。

14) 調合油

調合油は大豆油となたね油等，2種類以上の油を混合した油のことである。複数の油を組み合わせることによって，よりすぐれた性質の油をつくることができる。2種類以上の油を混合し，ウインタリングしたものは調合サラダ油である。サラダ油は炒め物等にも用いることができ，低温にしても白濁しないのでサラダ等にも適している。

●動物性油脂

1) 豚　脂

豚の枝肉の脂肪組織（皮下，腎臓周囲，腹腔内，内臓の脂肪等）を煮溶かして得られた脂で，ラードともいう。ラードの融点は36〜38℃と比較的低く，口解けがよい。固体脂であるが，酸化安定性が悪いため抗酸化剤を添加し，業務用の揚げ油や加工用に用いられている。

JAS規格では純製ラードと調製ラードの区分があり，純製ラードの原材料は豚のみで，ヨウ素価55以上70以下とされている。調製ラードの原材料は食用油脂とされ，ヨウ素価52以上72以下で，融点は43℃以下とされている。

2) 牛　脂

牛の脂肪組織から取られた脂をタローといい，タローを煮溶かして抽出し精製したものをヘットという。融点が高いため食感が悪い。原料の品質，溶出方法，加熱処理の条件等によって等級・名称があり，用途も異なっている。牛脂は製菓用のマーガリンや固形のカレールー等にも用いられている。

3) バター

第3章の乳類の節を参照されたい（p.114）。

4) 魚　油

魚油はいわし，にしん，さんま，さば等から融出される油脂である。n-3系多価不飽和脂肪酸が多いため，酸化されやすい。そのため，食用には硬化させて使用され，固体脂として，マーガリンやショートニングに利用されている。魚油に含まれるIPA（EPA），DHAには，抗血栓作用，血中コレステロール低下作用等の機能性があり，注目されている。

●加工油脂

1）硬化油

魚油や植物油脂等常温で液体の油に，還元ニッケル等を触媒にして水素を吹き込むと，不飽和脂肪酸の二重結合部分に水素が結合して飽和脂肪酸になり，液体の油が固まる。この反応を硬化といい，できあがった油を硬化油という。水素添加は油脂の酸化安定性の向上及び物性の改質を目的として行われている。

2）マーガリン類

バターの代用品として開発された加工油脂である。原料油脂はパーム油や牛脂等の固体脂のほか，硬化油が用いられる。硬化油に大豆油，とうもろこし油，サフラワー油等の液状油が調合される。副原料として，水，発酵乳，食塩，乳化剤，着色料，その他牛乳，クリーム，脱脂粉乳等の乳製品を用いることもある。配合油脂に副原料を加えて乳化させる。乳化後に急速に冷やして，練り合わせて熟成させることで，W/O型エマルションを安定化させている。

JAS規格ではマーガリンの油脂含有率80％以上，ファットスプレットは80％未満としている。ファットスプレットは，果実やチョコレート等の風味原料による味付けが許可されている。

3）ショートニング

精製した動植物油脂や硬化油を原料とし，これに窒素ガスを加えて加工した可塑性油脂食品（ほぼ油脂100％）である。ショートニングは，焼き菓子や製パン，アイスクリーム製造，揚げ油等に用いられる。

4）機能性油脂

機能性油脂とは，近年増加しつつある油脂の過剰摂取による肥満や生活習慣病等の予防を目的に開発された食用油脂である。機能性油脂には，植物ステロール強化油や中鎖脂肪酸が含まれたもの等がある。機能性油脂として，特定保健用食品に許可された製品も多数販売されている。中でも，植物ステロールを含む製品はコレステロールの体内への吸収を抑える効果があり，中鎖脂肪酸を含む製品は体に脂肪がつきにくいという効果があるとされている。

> **コラム　トランス脂肪酸**
>
> 　食用油脂を硬化させてつくられる硬化油や硬化油を原料に用いているマーガリン，ショートニング等の加工油脂は，油脂を硬化させる際に生じるトランス脂肪酸が含まれる。天然の不飽和脂肪酸の結合状態は，ほとんどがシス型であるが，水素添加反応の際に一部がトランス型となる。トランス型に変化すると融点が高くなるという特徴がある。トランス脂肪酸を大量に摂取するとLDLコレステロールを上昇させる働きがあるとされ，問題となっている。WHO/FAOにおいては，トランス脂肪酸の摂取量を総エネルギー摂取量の1％未満とするよう勧告している。

2 甘味料

（1）はじめに

　甘味料とは，食品に甘味を付与する調味料である。甘味料の代表は，長年使用されてきた砂糖であるが，健康志向の高まりから低カロリーをはじめとして，さまざまな機能を有する甘味料が開発され，食品に利用されている。

　甘味料は，糖質系甘味料と非糖質系甘味料に大きく分けられる。ここでは，糖質天然甘味料，糖アルコール，オリゴ糖，非糖質天然甘味料，非糖質合成甘味料に分類し，おもな甘味料の製法，特性，機能性，利用性等について述べる。

（2）機　能

　近年，甘味強化に加えて健康機能をあわせもつ甘味料が広く利用されている。腸内環境の改善（ビフィズス菌の増殖），整腸作用（便通の改善），非う蝕性（虫歯になりにくい），低カロリー性（消化・吸収されにくい）等の機能である。また，冷涼感の付与や消臭作用，保湿効果，褐変抑制，でん粉の老化防止等の機能をもつ甘味料もある。

（3）おもな甘味料

●糖質天然甘味料

1）砂　糖

　砂糖は，ショ糖（スクロース）を主成分とする糖質系天然甘味料の代表である。甘蔗（さとうきび）の茎からつくられる甘蔗糖と，甜菜（砂糖大根，ビート）の根からつくられる甜菜糖がある。砂糖は製造法の違いから多くの種類がある。

　濃縮糖液を結晶化し，遠心分離機で砂糖結晶だけを取り出したのが分蜜糖。このうち結晶粒子の大きいざらめ糖（グラニュー糖，白ざら糖，中ざら糖），細かい車糖（上白糖，中白糖，三温糖），加工糖（角砂糖，氷砂糖，粉砂糖）に分類される。糖液を煮詰めて固めたのが含蜜糖（黒砂糖，白下糖，赤糖）で，不純物を含む。上白糖には，2％程度の転化糖液糖（ビスコ）がふりかけられるので，ショ糖含量はグラニュー糖よりも低いが甘く感じる。ショ糖は，アミノカルボニル反応やカラメル化により食品に色や香気を付与するほか，でん粉の老化を遅らせる，防腐作用等を示す。

2）異性化糖

　はじめにでん粉をアミラーゼ等の酵素によって糖化させる。得られたブドウ糖（グルコース）溶液にグルコースイソメラーゼを作用させると，ブドウ糖が果糖（フルクトース）に異性化する。このブドウ糖と果糖の混合物は液状で，異性化液糖ともよばれる。果糖の甘味度はショ糖の約 1.2 〜 1.8 倍なので，混合液中の果糖含量が多くなるよう調整すると，甘味の強い異性化糖ができる。果糖含量が 90％以上にしたもの

を高果糖液糖，50％以上90％未満を果糖ブドウ糖液糖，50％未満をブドウ糖果糖液糖として分類する。

異性化糖はショ糖より安価に製造できる。甘味は温度が低いほど強く感じられるため（果糖参照），清涼飲料，乳飲料，冷菓等のさまざまな食品に利用される。

3）転化糖

ショ糖にインベルターゼという酵素を作用させたり，酸で加水分解すると，ブドウ糖と果糖が1：1の割合で生成する。このとき旋光度が右旋性から左旋性に変化することから，得られた等量混合物は転化糖とよばれる。保湿効果や砂糖の結晶化を防ぐ働きがあり，菓子類や上白糖に利用されているが，異性化糖の普及により利用度は減少した。

4）ブドウ糖

でん粉液を液化型のα-アミラーゼと糖化型のグルコアミラーゼで加水分解し，得られたブドウ糖液を脱色，脱塩したものを濃縮して結晶化させる。この結晶ブドウ糖には，1分子の結晶水をもつ含水結晶ブドウ糖と無水結晶ブドウ糖がある。ブドウ糖の甘味度はショ糖の約60～70％である。すっきりとした甘味で清涼感をもつ。ブドウ糖は，異性化糖やソルビトールの原料として多く利用される。

5）果　糖

果実類やはちみつの中に多く含まれる。天然の糖の中で最も甘味が強く，ショ糖の約1.2～1.8倍である。工業的には，異性化糖からイオン交換樹脂を用いて果糖とブドウ糖を分離し，さらに濃縮して純度の高い果糖を得る。α型とβ型では甘味度が異なり，β型が3倍甘い。温度が低くなるほど，β型の存在比率が増加し，甘味も強くなる。上品な味質で，吸湿性を有することから，冷菓，ゼリー，和洋菓子等に利用される。

6）はちみつ

蜜蜂が花の蜜を採集し，巣の中に貯蔵したもので，原料となる花の種類によって，色や風味に違いがある。水分は約20％，主成分のブドウ糖と果糖は70％以上含まれる。その他，ショ糖，たんぱく質，有機酸等も少量含まれる。

7）メープルシロップ

北米原産の砂糖楓の樹液を集め，煮詰めたもので，楓糖（かえでとう）ともよばれる。主成分はショ糖で，カリウムやカルシウム等の無機質成分が多く含まれる。独特の風味があり，ホットケーキや菓子等に用いられる。

●糖アルコール

還元糖のアルデヒド基を還元することでつくられる多価アルコールである（図4-3）。甘味度はショ糖より低いものが多いが，すっきりした甘味で，低カロリーである。糖アルコールは，冷涼感，保湿性，褐変抑制（アルデヒド基が消滅したため），非う蝕性等の機能特性を有し，菓子，飲料，水産練り製品のほか，多くの加工食品に利用される。糖アルコールは一度に多量摂取すると，オリゴ糖同様一時的に下痢を起こすことがある。

1) ソルビトール

ソルビットともよばれる。ブドウ糖を原料としてつくられる。甘味度はショ糖の約60%。吸湿しやすく，保水性にもすぐれる。

2) マンニトール

マンニットともよばれる。マンノースを還元して得られる。自然界に広く存在し，乾燥した海藻や干し柿の表面に析出することがある。甘味度はショ糖の約60%。食品添加物としての利用は，ふりかけ類，あめ類，チューインガム等の食品に限られる。

3) マルチトール

麦芽糖を還元して得られるので，還元麦芽糖ともよばれる。甘味度はショ糖の約80%で，甘味質もショ糖によく似ている。低カロリー甘味料として，ショ糖代替で使用される。

4) キシリトール

キシリットともよばれる。五炭糖のキシロースを原料としてつくられる糖アルコールである。甘味度は糖アルコールの中では最も高く，ショ糖と同等である。溶解時の吸熱量が大きく，冷涼感がある。低カロリーかつ虫歯菌の繁殖を抑制し，非う蝕性にすぐれる。1997（平成9）年に食品添加物として認可され，ガム，キャンデー，清涼菓子等によく利用される。

5) エリスリトール

ブドウ糖を原料に酵母発酵法で得られる四炭糖の糖アルコール。甘味度はショ糖の70%程度である。果実やきのこ，ワイン等の発酵食品に多く含まれる。ノンカロリー（エネルギー値はエリスリトールの特徴である0kcal/g），非う蝕性，冷涼感を示すので，飲料，キャンデー等に利用される。

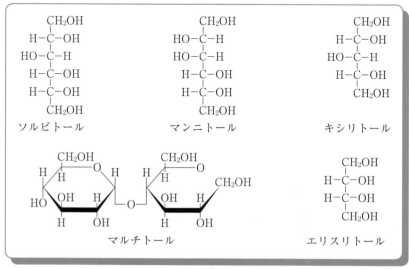

図4-3　糖アルコール

●オリゴ糖

1）カップリングシュガー

でん粉とショ糖の混合溶液に，転移酵素（グルコシルトランスフェラーゼ）を作用させる。でん粉のブドウ糖のいくつかが，ショ糖のブドウ糖側に数個結合したグルコオリゴ糖ができる。ブドウ糖が1個結合したグルコシススクロース，2個結合したマルトシススクロースは，甘味度がそれぞれショ糖の50％及び40％となる。これらはカップリングシュガーとよばれ，天然甘味料として取り扱われる。非う蝕性である。

2）フラクトオリゴ糖

ネオシュガーともよばれる。ショ糖にフルクトシルトランスフェラーゼを作用させ，ショ糖の果糖側に1～4個の果糖を結合させたオリゴ糖。甘味度はショ糖の約30～60％である。ヒトの消化酵素でほとんど分解されないので，低カロリーである。整腸作用，ビフィズス菌増殖作用がある。

3）トレハロース

ブドウ糖2分子がα-1,1結合した非還元糖である（図4-4）。自然界に広く分布し，きのこ，海藻，酵母類等に多く含まれる。すっきりした甘味質で，甘味度はショ糖の約45％である。近年，酵素を用いて工業的に大量生産が可能となり，安価となった。でん粉の老化防止，保湿効果，たんぱく質の変性防止，不快臭のマスキング等の機能特性をもつ。和・洋菓子，パン等の加工食品に利用される。

4）パラチノース

ブドウ糖と果糖がα-1,6結合した二糖類である（図4-5）。甘味度は砂糖の約半分であるが，非う蝕性を示し，う蝕予防代替甘味料として利用される。小腸での消化・吸収が遅いため，血糖値が急激に上昇せず，インスリン非刺激性である。

5）還元パラチノース

パラチノースを還元したもの。甘味質は，パラチノース同様，ショ糖によく似ており，甘味度はショ糖の約45％である。エネルギー値はパラチノースの半分で，2 kcal/gとされ，低カロリーである。非う蝕性で虫歯になりにくく，吸湿性が低いためべたつかない甘味料として，菓子類やキャンデーに利用される。

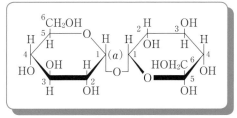

図4-4　トレハロース

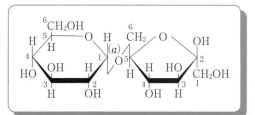

図4-5　パラチノース

●非糖質天然甘味料

1）ステビオシド

キク科植物のステビアの葉から得られるジテルペン配糖体（図4-6）で，強い甘味とわずかな苦味をもつ。甘味度はショ糖の約200～300倍である。熱や酸に対する安定性にすぐれ，ノンカロリー，非う蝕性であることから，種々の加工食品やテーブルシュガー等に利用される。

2）グリチルリチン

マメ科の甘草の根茎から得られるトリテルペン配糖体（図4-7）で，甘味度はショ糖の約150～200倍である。口に含んだあとしばらくしてから甘味を感じ，持続性があるという独特の呈味性をもつ。天然食品添加物として多くの加工食品に甘味強化やコク付け目的で利用されるが，塩味を和らげる“塩なれ”効果を示すため，そのナトリウム塩の使用は，みそ，しょうゆに制限される。

3）タウマチン（ソーマチン）

西アフリカ原産のクズウコン科植物の果実から得られるたんぱく質系甘味料で，甘味度はショ糖の約2,000～3,000倍である。爽快な甘味を呈し，食品の風味を向上させたり，苦味や渋味等をマスキングする効果を示すため，飲料や菓子類等に利用される。

●非糖質合成甘味料

1）アスパルテーム

1983（昭和58）年に食品添加物として許可されたアミノ酸系甘味料である。L-アスパラギン酸とL-フェニルアラニンがペプチド結合した，ジペプチドである（図4-8）。

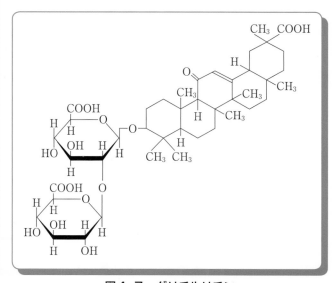

図4-6　ステビオシド　　　　　　図4-7　グリチルリチン

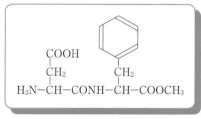

図4-8　アスパルテーム

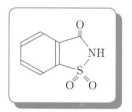

図4-9　サッカリン

甘味質は，ショ糖に似てさわやかである。エネルギー値はショ糖と同じ4kcal/gであるが，甘味度はショ糖の約100～200倍である。ショ糖と同じ甘さをとるのに1/200量で済むため，きわめて低カロリーである。アミノ酸が主成分なので，虫歯菌の栄養源にならず非う蝕性である。炭酸飲料や菓子類のほか，糖尿病や肥満症患者の甘味料としてよく利用される。

2）サッカリン

トルエンを原料として製造され，甘味度はショ糖の約500倍である（図4-9）。指定添加物に認定されているが，安全性に問題があり，現在でも検討がされている。若干の苦味があり，他の甘味料と併用されることが多い。サッカリンは水に溶けにくく，チューインガムにしか使用できない。ナトリウム塩は水にもよく溶け，漬物，佃煮，魚肉練り製品，飲料に使用が認められているが，使用基準が定められている。

3）スクラロース

1999（平成11）年に食品添加物として許可されたスクラロースは，トリクロロスクロースともよばれる。ショ糖のハロゲン誘導体で，ショ糖の3ヵ所の水酸基が塩素原子に置き換わった構造をしている。ショ糖に似た甘味質を示すが，約600倍の強い甘味度をもつ。スクラロースは水によく溶け，耐熱性，長期保存性にすぐれる。甘味の増強のほか，不快味のマスキング効果，保湿性，褐変抑制，非う蝕性等の特性を有し，飲料，チューインガム，菓子類，乳製品等に幅広く利用される。

③ 調味料

（1）はじめに

調味料は食品素材のもつおいしさを生かし，食べやすく，おいしくする目的で使用される。調味料には甘味調味料，塩味調味料，酸味調理料，うま味調味料，その他の各種調味料がある。

（2）おもな調味料

1）食　塩

食塩の主成分は塩化ナトリウム（NaCl）である。一般に販売されている食塩の成分

には塩化ナトリウムだけではなく，塩化カリウム（KCl），塩化マグネシウム（$MgCl_2$）や硫酸カルシウム（$CaSO_4$）等も含まれる。食塩は家庭用の精製塩（商品名：食卓塩）と比較してカリウムとカルシウムの含量が高く，炭酸マグネシウムは添加されていない。調理に適している。反対に炭酸マグネシウムは家庭用の精製塩に固結防止のために添加されている。ナトリウムの摂取を減らす製品には塩化カリウムが多く含まれる。食塩の原料には，岩塩，海塩，湖塩等がある。世界の食塩は約60％が岩塩であり，約40％が海塩である。日本では岩塩がないため，原料は海塩で，自給率は15％程度である。食用塩公正取引協議会が2008（平成20）年に発足し，2010（平成22）年から表示が適正であることを示す下記のマークが使用されている。

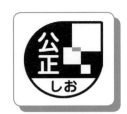

図4-10　しお公正マーク
資料：食用塩公正取引協議会

表4-6　おもな食塩類の成分値 （可食部100 g 当たり）

食品名	食塩相当量(g)	ナトリウム(mg)	カリウム(mg)	カルシウム(mg)	マグネシウム(mg)	銅(mg)	備 考
食　塩	99.5	39,000	100	22	18	0.01	塩分（NaCl）99％以上
精製塩，家庭用	99.6	39,000	2	0	87	Tr	塩分（NaCl）99.5％以上

資料：文部科学省科学技術・学術審議会資源調査分科会『日本食品成分表（八訂）増補2023年』2023年

コーデックス規格では，食塩は塩化ナトリウム含量を97％以上，カルシウム，カリウム，マグネシウム，ナトリウムの炭酸塩や硫酸塩等の副成分を3％未満と定めている。ヒ素，銅，鉛，カドミウム，水銀等の有害元素の混入量，固結防止剤や乳化剤の添加量についても上限を定めている。

食塩は塩味をつけるためだけでなく，塩溶性たんぱく質の溶解あるいは熱凝固，食品の脱水作用，防腐作用，粘質物の除去，アスコルビン酸オキシダーゼあるいはポリフェノールオキシダーゼ等の酵素作用の抑制等種々の調理加工操作にも利用される。

●うま味調味料・だし類

1）うま味調味料

単一うま味調味料には，アミノ酸系のL-グルタミン酸ナトリウム（MSG），核酸系の5'-イノシン酸ナトリウム（5'-IMP）と5'-グアニル酸ナトリウム（5'-GMP），有機酸系のコハク酸ナトリウム等がある（図4-11）。アミノ酸系と核酸系のうま味調味料を混合すると相乗効果を生じ，うま味が増強される。主として，L-グルタミン酸ナト

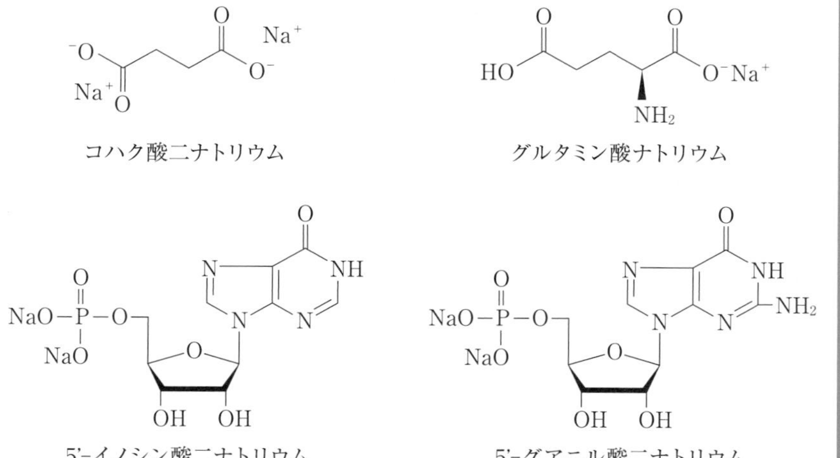

図4-11　おもなうま味成分

リウム，5'-イノシン酸ナトリウム及び5'-グアニル酸ナトリウムの3種類の複合物が
使用される。

a　L-グルタミン酸ナトリウム（monosodium glutamate：MSG）

グルタミン酸は1908（明治41）年に池田菊苗によりこんぶのうま味成分として抽
出された。グルタミン酸は酸味をもつため，ナトリウム塩として利用される。針状結
晶で水に溶けやすく，うま味調味料としての利用が最も多い。工業的には，さとうき
び等の糖蜜やタピオカ等にグルタミン酸生産菌を加えて通気培養により発酵して生産
する。うま味の強度はpH 7付近で最も強い。

b　5'-イノシン酸ナトリウム（disodium 5'-inosinate：5'-IMP）

食肉や魚に含まれる5'-イノシン酸ナトリウムは代表的な核酸系のうま味成分であ
る。通常は，アミノ酸系調味料のグルタミン酸ナトリウムに対して5〜10％程度混
合して使用する。アミノ酸系調味料を主体とした場合には「調味料（アミノ酸等）」，
核酸系調味料を主体にした場合には「調味料（核酸等）」と表示される。

c　5'-グアニル酸ナトリウム（disodium 5'-guanylate：5'-GMP）

しいたけに含まれる核酸系のうま味成分の5'-グアニル酸は，直接発酵法でつくる
ことは困難であり，複数の工程を経て，5'-イノシン酸ナトリウムと5'-グアニル酸ナ
トリウムの混合物として製造され，うま味調味料として利用されることが多い。

2）風味調味料

風味調味料とは，うま味調味料と風味原料に砂糖類，食塩，たんぱく加水分解物，
賦形剤（でん粉，デキストリン等）を加えて乾燥して，粉末状や顆粒状等にしたもので
ある。風味原料としては，節類（かつお節等），煮干魚類，こんぶ，貝柱，干ししいた
け等の粉末または抽出濃縮物を用いる。

●ウスターソース・トマト加工品

1）ウスターソース類

たまねぎ，にんじん，にんにく，セロリー等の野菜や果実の搾汁，煮出汁，ピューレまたはこれらを濃縮したものに，食塩，砂糖類，食酢，香辛料，でん粉，調味料を加えて調製した茶色または茶黒色の液体調味料をさす。

消費者庁による品質表示基準では，ウスターソース類はウスターソース，中濃ソース，濃厚ソースに分けられる。粘度はウスターソースが最も低く（0.2 Pa·s 未満），次いで中濃ソース（0.2 Pa·s 以上 2.0 Pa·s 未満）であり，濃厚ソースが 2.0 Pa·s 以上で最も高く定められている。

2）トマト加工品

トマト加工品の中で，トマトケチャップ，トマトソース，チリソース，ピューレ，ペーストが該当する。

a トマトケチャップ

消費者庁による品質表示基準では，トマトケチャップは濃縮トマトに砂糖類，食塩，食酢，香辛料，たまねぎ，にんにくを加えて調味したもので，酸味料，調味料，糊料等を加えたものも含まれる。可溶性固形分は 25 % 以上と定められている。可溶性固形分が特級では 30 % 以上，標準では 25 % 以上であり，トマト以外の野菜類の含有率は特級及び標準ともに 1 % 以上 5 % 未満である。ホットドッグ，オムレツ等にかけたり，料理に使用される。

b トマトソース

濃縮トマトまたはこれに皮を除去して刻んだトマトを加えたものに，食塩や香辛料等で調味したもの。トマト以外の野菜類，酸味料，調味料，糊料を加えたものも含まれる。可溶性固形分は 8 % 以上 25 % 未満でトマト以外の野菜類の含有率は 25 % 未満である。イタリア料理によく用いられ，パスタやピザにかけて使ったり，スープ等に利用される。

c チリソース

皮を除去し，種子の大部分を残したまま濃縮したトマトに，食塩，香辛料，食酢，砂糖類等を加えて調味したものである。さらに，野菜類，酸味料，調味料等を加えたものも含まれる。可溶性固形分は 25 % 以上である。魚介類料理によくあい，とうがらしを用いたソースである。

●ドレッシング

半固形状，乳化液状，分離液状のドレッシング，サラダクリーミードレッシング，ドレッシングタイプ調味料，マヨネーズがある。

1）マヨネーズ

食用植物油脂，醸造酢，果汁，卵黄，卵白，たんぱく加水分解物，食塩，砂糖類，香辛料，調味料を原料とした水中油滴型のエマルション製品で，チキソトロピー*を示す。世界では全卵タイプが主流であるが，日本では卵黄タイプのマヨネーズが多

表4-7　ソース類・ドレッシングのおもな成分値（可食部100g当たり）

食品名	エネルギー (kcal)	脂　質[1] (g)	炭水化物[2] (g)	食塩相当量 (g)	レチノール活性当量 (μg)
ウスターソース	117	Tr	24.1	8.5	4
トマトケチャップ	104	0.1	(24.3)	3.1	43
トマトソース	41	(0.1)	(5.3)	0.6	40
チリソース	112	(0.1)	−	3.0	42
マヨネーズ （全卵型）	668	72.5	(2.1)	1.9	24
フレンチドレッシング （分離液状）	325	(30.6)	(11.4)	(6.3)	0
サウザンアイランド ドレッシング	392	(38.1)	(12.1)	(3.0)	(8)

注　：1）脂肪酸のトリアシルグリセロール当量の値を記載
　　　　2）利用可能炭水化物（単糖当量）の値を記載
資料：文部科学省科学技術・学術審議会資源調査分科会『日本食品成分表（八訂）増補2023年』2023年

い。カロリーやコレステロールを抑えた製品もあるが，卵を使わない製法では日本農林規格（JAS）基準から外れるため，マヨネーズとは表示できない。エネルギー値，脂質含量，コレステロール含量が高い。

2）ドレッシング

食用植物油脂及び食酢，またはかんきつ類の果汁に食塩，砂糖類，香辛料等を加えて，水中油滴型に乳化した半固体状あるいは乳化液状の調味料，あるいは分離液状の調味料であって，主としてサラダに使用するもの。ピクルスの細片を加えたものも含まれる。和風タイプのドレッシングを除いて，エネルギー値と脂質含量が高い。

半固体状ドレッシングは粘度が30Pa·s以上，乳化液状ドレッシングは乳化した液状で粘度が30Pa·s未満，分離液状ドレッシングは分離した液状のドレッシングである。

サラダクリーミードレッシングは半固体状のドレッシングのうち，卵黄及びでん粉または糊料を使用し，おもに必須原材料，卵黄，卵白，でん粉，たんぱく加水分解物，食塩，砂糖類，香辛料等を加えたものであって，原材料に占める食用植物油脂の重量割合が10％以上50％未満のものをさす。

ドレッシングにはサウザンアイランドドレッシング，フレンチドレッシング，和風ドレッシング，中華風ドレッシング，ヴィネグレット等のさまざまなものが市販されている。

ドレッシングタイプ調味料は，食用油脂を原料として使用しないものをいう。

発酵調味料については，第5章（p.159〜）に記載する。

＊　チキソロトピー：振とうや静置によって生じる等温可逆的なゾル−ゲルの変化。

4 香辛料

　香辛料は，一般にスパイスともよばれ，植物の種子，果実，花，葉，茎，根，樹皮等をそのまま，あるいは乾燥させたものである。食品や料理に，特有の香気や刺激味を付与して風味を向上させるとともに，食欲を増進させ，消化・吸収を助ける効果がある。また，抗菌性や抗酸化性により食品の保存性を高めるほか，着色，消臭，健胃，鎮痛，抗がん等，さまざまな生理機能を有する。

　香辛料に含まれる各種成分と機能特性，用途を表4-8に示した。香辛料は，嗜好性の面から，辛味性香辛料，芳香性香辛料，着色性香辛料に分類される。

■（1）おもな香辛料

●辛味性香辛料

1）とうがらし

　第2章の野菜類の節を参照されたい（p.53）。

2）こしょう

　インド原産で，コショウ科に属する。乾燥果実を香辛料として利用する。黒こしょう（ブラックペッパー）は，未熟な緑色の実を果皮ごと乾燥させたもので，白こしょう（ホワイトペッパー）は，完熟の赤色の実の外層を除去して乾燥させたものである。黒こしょうの方が，香気，辛味ともに強い。香気成分は，α-ピネン，β-ピネン，辛味成分はピペリン，チャビシンである（図4-12〜15）。こしょうは，肉類の臭みをマスキングする効果や防腐作用があり，肉料理，ハム，ソーセージ等の肉加工品のほか，カレー，スープ等幅広く利用されている。利尿作用や食欲増進作用等の生理活性作用を示す。

3）からし

　アブラナ科のからしなの種子を乾燥させて粉末にしたものである。原料として使用される品種には，和からし，黒からし，白からし（表4-9）がある。和からしと黒からしの辛味の母体成分はシニグリン，白からしは，シナルビンとよばれる無味無臭の配糖体である。組織を破砕したり，乾燥した粉末を温水で溶くと，ミロシナーゼという酵素が作用し，母体成分を分解し，前者よりアリルイソチオシアナート，後者よりρ-ヒドロキシベンジルイソチオシアナートが生成する（図4-16・17）。こうして，からし特有の辛味が発現する。アリルイソチオシアナートは揮発性で辛味が強く，和からしや黒からしは，おでん，とんかつ，しゅうまい，漬物のほか西洋料理に用いられる。白からしは，マヨネーズ，ドレッシング，ソース等に用いられる。抗菌作用を示すほか，胃液の分泌を促して消化を助ける効果がある。

4）わさび

　アブラナ科に属し，日本原産の数少ない野菜の1つである。栽培上の違いから冷涼

表4-8 おもな香辛料の主成分，機能特性，用途

	香辛料名	主成分	機能特性	用途
辛味性	とうがらし	辛味成分：カプサイシン 色素成分：カプサンチン（赤色）	体熱産生作用，食欲増進，消化促進，肥満予防	キムチ，チリソース，カレー粉，ラー油，七味唐辛子
	こしょう	辛味成分：ピペリン チャビシン 香気成分：α-ピネン β-ピネン	臭みマスキング，防腐，利尿，食欲増進	肉料理，ハム・ソーセージ，カレー，スープ
	からし	辛味成分：アリルイソチオシアナート（黒からし・和からし）	抗菌，消化促進	おでん，とんかつ，しゅうまい，漬物
	わさび	辛味成分：アリルイソチオシアナート	抗菌，消化促進	刺身，寿司，薬味，わさび漬
	しょうが	辛味成分：ジンゲロン ショウガオール 香気成分：ジンギベレン シネオール	抗菌，消臭，消化促進，抗酸化，鎮痛，鎮咳	漬物，混合調味料，菓子，清涼飲料
	にんにく	香気成分：ジアリルジスルフィド 辛味成分：アリシン	抗菌，食欲増進，抗酸化，血小板凝集抑制，抗酸化，抗がん	炒め物，ホイル焼き，ガーリックパウダー，おろしにんにく
芳香性	シナモン	香気成分：シンナムアルデヒド	健胃，消化促進	焼き菓子，紅茶
	ナツメグ	香気成分：α-ピネン β-ピネン	健胃，消臭，食欲増進	ひき肉料理，ソース，ドーナツ
	クローブ	香気成分：オイゲノール	抗菌，抗酸化，健胃	肉加工品，カレー粉
	オールスパイス	香気成分：オイゲノール	抗菌，消化促進，抗酸化，抗腫瘍	肉加工品，ピクルス
	ローレル	香気成分：シネオール	健胃，消化促進	シチュー，煮込み料理
	コリアンダー	香気成分：リナロール	抗菌，抗酸化，健胃，解熱	ソーセージ，カレー粉，焼き菓子
	さんしょう	辛味成分：サンショオール 香気成分：ゲラニオール シトロネラール	健胃，消炎，利尿，食欲増進	うなぎの蒲焼き，焼き鳥，七味唐辛子，吸い物
着色性	うこん	色素成分：クルクミン（黄色）	抗酸化，抗がん	カレー，たくあん
	パプリカ	辛味成分：カプサイシン 色素成分：カプサンチン（赤色）	消化促進，抗酸化	肉料理，ケチャップ，ドレッシング
	サフラン	色素成分：クロシン（黄色） 香気成分：ピクロクロシン	健胃，消化促進，生理調整，鎮痛	パエリヤ，ブイヤベース，リゾット

資料：福場博保・小林彰夫編『調味料・香辛料の事典』朝倉書店，1991年，pp.449-464

な湧水，渓流の中で栽培される沢わさびと，畑地で栽培される畑わさびがある。辛味成分は黒からしと同様に，配糖体のシニグリンから酵素ミロシナーゼによって生じるアリルイソチオシアナート（図4-16）である。強い抗菌作用と魚の生臭さを消す消臭作用をもち，魚介類の刺身や寿司等の薬味として利用される。唾液や胃液の分泌を刺激して，消化を助け，食欲を増進させる働きがある。加工品としては，わさび漬が広く知られ，わさびの葉柄，根茎に調味した酒粕を加え，漬けたものである。

表4-9 からしの品種

	和からし	黒からし	白からし
英　名	オリエンタルマスタード	ブラックマスタード	イエローマスタード
種皮の色	黄色	黒色または黒褐色	黄白色
種子の形状	球形・約1mm	球形・約1mm	球形・約2mm
辛味の母体成分	シニグリン	シニグリン	シナルビン
辛味成分	アリルイソチオシアナート	アリルイソチオシアナート	p-ヒドロキシベンジルイソチオシアナート

資料：長澤治子編『食べ物と健康』医歯薬出版，2005年，p.210

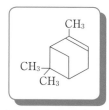

図4-12　α-ピネン

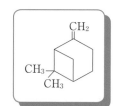

図4-13　β-ピネン

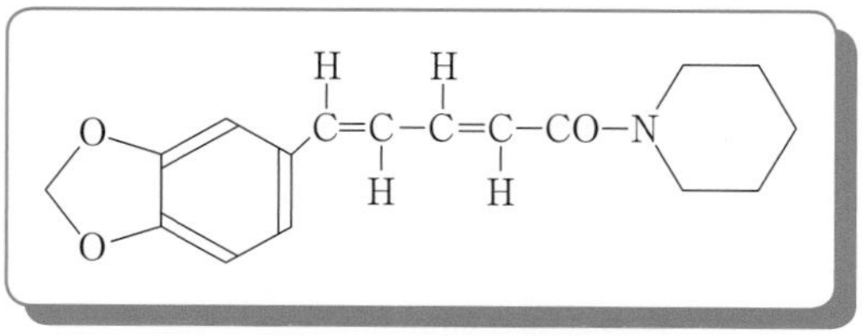

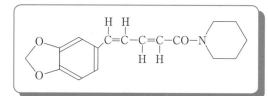

図4-14　ピペリン

図4-15　チャビシン

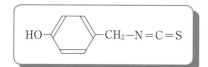

図4-16　アリルイソチオシアナート

図4-17　p-ヒドロキシベンジルイソチオシアナート

5) しょうが

　ショウガ科に属し，熱帯アジア原産であるが，世界中で栽培されている。強い香気と辛味のある根茎（地下茎）は，食用，薬用，香辛料として広く用いられる。香気の主成分はジンギベレンやシネオール等で，辛味成分はジンゲロン，ショウガオールである（図4-18～21）。抗菌作用や消臭作用をもち，肉料理や魚料理に用いられる。抗酸化作用や鎮痛，鎮咳作用等の生理活性作用を示す。紅しょうがや甘酢漬等の漬物のほかに，カレーやソース等の混合調味料，菓子，清涼飲料の原料としても利用される。

6) にんにく

　ユリ科に属する香味野菜で，ねぎの一種である。にんにくを破砕したとき生じる強いにおいと辛味はアリシンである（図4-22）。アリシンは，前駆物質のアリインが酵素アリイナーゼの作用で分解して生じる。不安定な物質であり，さらにジアリルジス

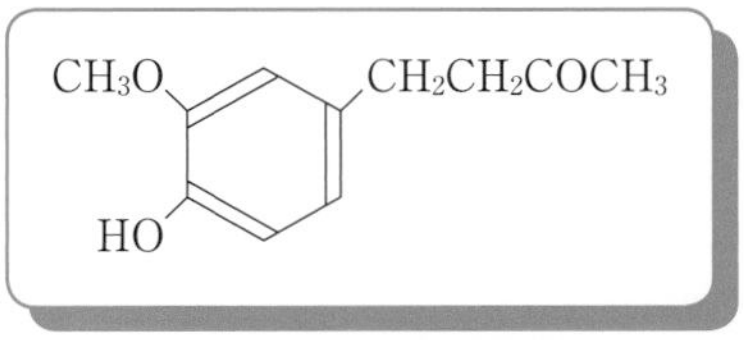

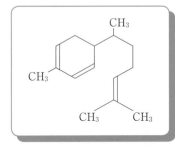

図4-18　ジンゲロン

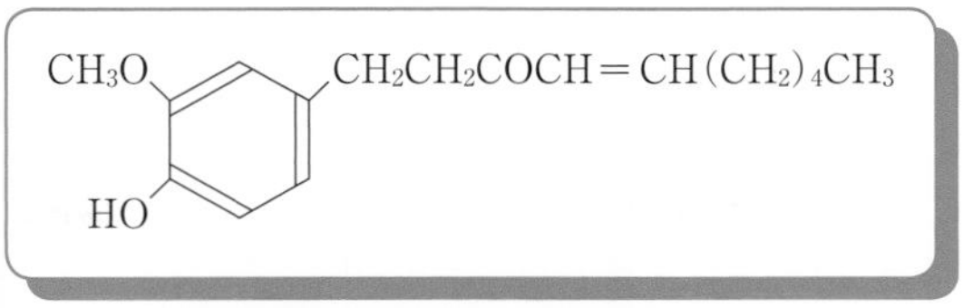

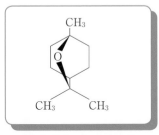

図4-19　ショウガオール

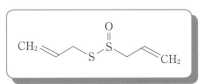

図4-20　ジンギベレン

図4-21　シネオール

図4-22　アリシン

ルフィド等の揮発性アリル化合物に変化して，特有のにんにく臭を発する。

　強い抗菌作用をもつ。消化液の分泌を促し，食欲を増進させる働きがある。また，血小板凝集抑制や抗酸化作用，抗がん作用といった生理活性作用を有する。炒め物やホイル焼き等でそのまま食されるほか，ガーリックパウダー，おろしにんにく等の加工品として広く用いられる。

●芳香性香辛料

　1）シナモン

　クスノキ科の常緑樹の樹皮を乾燥したものである。香気の主成分はシンナムアルデヒドで，ほかにオイゲノール等がある（図4-23・24）。焼き菓子や紅茶，コーヒー等に利用される。

　2）ナツメグ

　ニクズク科の常緑樹の種子を乾燥したものである。また種子を覆う鮮紅色の種皮を乾燥したものはメースとよばれる。両者の香味は似ているが，前者の方が甘味と刺激性が強い。香気成分は，α-ピネン，β-ピネン等である（図4-12・13）。ひき肉料理，カレー粉，ソース，ドーナツ等に利用される。

　3）クローブ

　フトモモ科の常緑樹の花蕾を乾燥したもので，刺激的だが爽快なバニラ様の香味がある。香味成分はオイゲノールである（図4-24）。ハム，ソーセージ，カレー粉，焼き菓子等に利用される。

　4）オールスパイス

　フトモモ科の常緑樹の果実を完熟前に収穫し，乾燥したもの。シナモン，ナツメグ，クローブを合わせたような香味に加え，甘味とわずかな苦味をもつ。香気の主成分はオイゲノールである（図4-24）。ハム，ソーセージ，ピクルス，ソース等に利用

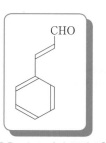

図4-23 シンナムアルデヒド

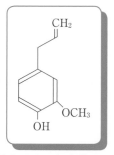

図4-24 オイゲノール

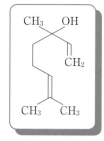

図4-25 リナロール

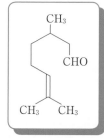

図4-26 シトロネラール

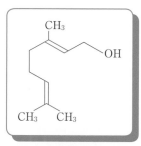

図4-27 ゲラニオール

図4-28 サンショオール

される。

5）ローレル

クスノキ科の常緑樹の葉を乾燥したもの。甘味とわずかな苦味をもつ。香気の主成分はシネオールで，ほかにリナロール等がある（図4-25）。スープやシチュー，肉や魚の煮込み料理に利用される。

6）コリアンダー

セリ科に属する，地中海が原産の香味野菜である。完熟種子を乾燥させ粉末状にしたもので，セージとレモンを合わせたような芳香がある。香気の主成分は，リナロール（図4-25）で，ほかにα-ピネン，β-ピネン（図4-12・13）等がある。ソーセージ，カレー粉，焼き菓子に利用される。

7）さんしょう

ミカン科に属する。原産は日本で全国の山野に自生する。若芽や葉，果実を乾燥し粉末にしたものを用いる。香味成分は，シトロネラールやゲラニオール等で，辛味成分は，サンショオールである（図4-26～28）。葉は吸い物や田楽，木の芽和えの香り

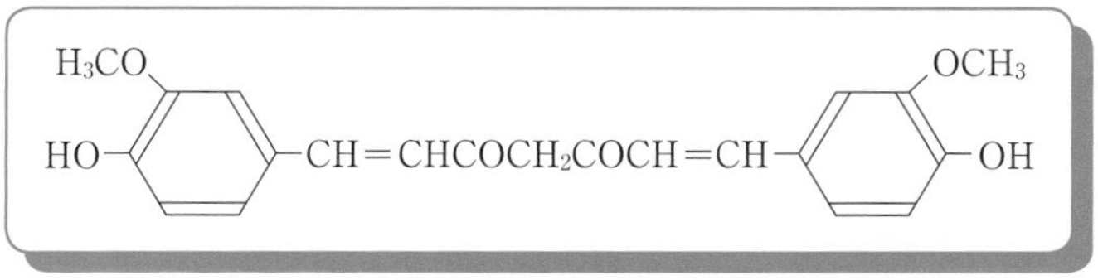

$$H_3CO \quad\quad\quad OCH_3$$

HO—⟨ ⟩—CH=CHCOCH_2COCH=CH—⟨ ⟩—OH

図4-29　クルクミン

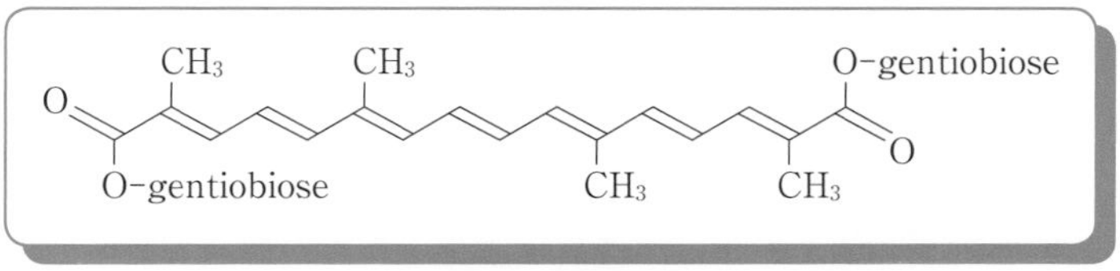

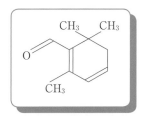

図4-30　クロシン

図4-31　サフラナール

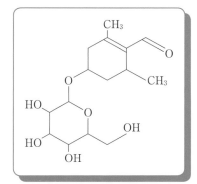

図4-32　ピクロクロシン

づけに，乾燥果実はうなぎの蒲焼き，焼き鳥，七味唐辛子の原料として利用される。

●着色性香辛料

1）うこん

ターメリックともよばれ，ショウガ科に属する。根茎を煮沸し，乾燥して粉末にしたもので，特有の風味と黄色を呈する。黄色色素の成分は，ポリフェノール類のクルクミンである（図4-29）。カレー粉やたくあん，からし，バターやマーガリン，リキュール類への着色に利用される。

2）パプリカ

ナス科に属する。パプリカは辛味の少ない唐辛子のことで，乾燥して粉末にすると，赤色を呈する。ほのかな香気と甘味をもつ。赤色色素の主成分は，カロテノイド色素のカプサンチンで，β-カロテン，クリプトキサンチン，ルテイン等もある。辛味成分はカプサイシンである。肉料理，ケチャップ，ドレッシング等に利用される。

3）サフラン

アヤメ科に属する。めしべの柱頭を乾燥したもので，黄色色素の主成分はカロテノイド色素のクロシン（炭素数20の不飽和脂肪酸であるクロセチンの両末端にゲンチオビオースが結合）である（図4-30）。強い特有の香気は，配糖体のピクロクロシンとその分解産物であるサフラナールである（図4-31・32）。パエリヤ，ブイヤベース，リゾット等に利用される。

5 嗜好飲料 （アルコール飲料を除く）

（1）はじめに

　嗜好飲料（非アルコール飲料，アルコール１％未満）は，栄養摂取が目的ではなく，嗜好を満足させるために用いられる飲料のことで，緑茶・烏龍茶・紅茶等の茶類（中国種：*Camellia sinensis* var.*sinensis*，アッサム種：*Camellia sinensis* var.*assamica* を原料とするもの），コーヒー，ココア，清涼飲料等がある。中でも，茶，コーヒー，ココアは世界三大嗜好飲料ともいわれている。近年は，機能性成分を含んだ製品も数多く出されている。ここでは，嗜好飲料に加えて，近年需要が伸びているミネラルウォーターについても述べる。

（2）成分・機能

　長い間，人類に飲料されてきている茶やコーヒー，ココアには，嗜好飲料の根元といわれるカフェインが含まれ，さらにテオフィリン，テオブロミンが少量含まれている。機能性では，茶の渋味・苦味を呈するカテキン類，うま味を呈するテアニン（L-グルタミン酸-γ-エチルアミド），またコーヒーのクロロゲン酸等も知られている。

　茶に含まれるカテキン類は，抗酸化作用，抗菌作用や消臭作用，抗がん作用，LDLコレステロール上昇抑制，HDLコレステロールの上昇，血圧上昇抑制作用，血糖上昇抑制作用等のさまざまな機能が認められている。嗜好飲料に含まれるカフェイン，テオフィリン，テオブロミンには，中枢神経刺激作用，覚醒作用，利尿作用等がある。テアニンには，神経細胞保護作用やリラックス作用，血圧低下作用がある。また，抗う蝕作用のあるフッ素化合物も含まれている。

　ビタミン類では，緑茶には水溶性のビタミンCが抹茶60＜玉露110＜煎茶260（mg/100 g）程度含まれているが，半発酵茶である烏龍茶及び発酵茶である紅茶には含まれていない。さらに，ビタミンA，Eの含有量は高いが，不溶性のため浸出液には溶出されない。ただし，抹茶は例外である。

（3）おもな茶類

1）緑　茶

　不発酵茶に分類され，摘採した生葉を最初の段階で加熱し，ポリフェノールオキシダーゼを失活させてから加工される。最初に加熱することにより，緑茶特有の緑色やビタミン類が保持される。茶の苦味や渋味成分のカテキン類も豊富に含まれている。茶の苦味成分はカフェインである。特に，玉露に含まれるカフェイン含有量はコーヒーよりも多い。製造段階の最初の加熱の方法により，蒸し製（日本式）と釜炒り製（中国式）に分けられる。日本の緑茶は，蒸気で蒸した後，揉捻*1，乾燥，選別後に

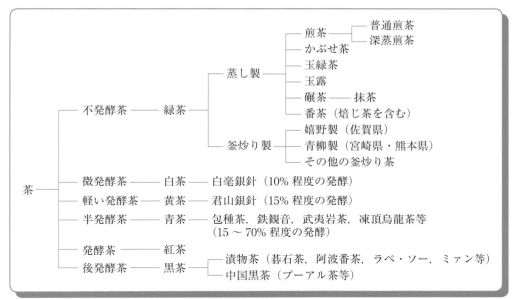

図4-33 茶の分類

資料：伊奈和夫ら編『新版 緑茶・中国茶・紅茶の化学と機能』アイ・ケイコーポレーション，2007年，pp.11-13
工藤佳治編『中国茶事典』勉誠出版，2007年，pp.29-32

茶独特の火香をつけるために直火等で火入れを行って製品となる。玉露やかぶせ茶，抹茶等は，摘採前の数週間日光を遮光して栽培し，茶のうま味成分であるテアニンの減少を抑制し，生葉を摘採して加工されたものである。番茶は，新芽ではなく硬葉を用いて煎茶と同様に加工したものであり，番茶を160～190℃で5～10分程度焙焼した茶が焙じ茶である。カフェイン量は，煎茶（茶葉）の2.3%に比べて，番茶や焙じ茶は少ない。

2）烏龍茶（青茶）

半発酵茶に分類される。中国では茶を製法と色によって6種に分類しており，烏龍茶は青茶である。摘採した生葉を日光萎凋[*2]及び室内萎凋させ，この間に，水分を減少させながらポリフェノールオキシダーゼによる酸化反応を進め，烏龍茶独特の香りも生成させる。その後，釜で炒って加熱し，ポリフェノールオキシダーゼの働きを止め，揉捻，乾燥し製品となる。

3）紅 茶

発酵茶に分類され，製造の最終段階まで加熱をしないのが特徴である。生葉を萎凋させた後，揉捻により，葉の細胞を破壊することで，ポリフェノールオキシダーゼを最大限に活性化させてつくられる。紅茶特有の色は，加工中にカテキン類が酸化した赤色のテアフラビンやさらに酸化重合した赤褐色のテアルビジンによるものである。

[*1] 揉捻：茶葉を揉むことで水分を均一化させ，内部の成分を溶出させやすくする工程。

[*2] 萎凋：茶葉の水分を減らして，揉捻しやすくする工程。このとき，香りも生成される。

最終工程で熱を加えて乾燥させることでポリフェノールオキシダーゼを失活させ，製品となる。

4）後発酵茶（碁石茶，プーアル茶等）

微生物により発酵を促した茶を後発酵茶という。加熱により，葉に含まれているポリフェノールオキシダーゼの働きを止めた後に茶葉を堆積し，微生物を利用して発酵させた茶で，独特の香りや酸味をもっている。

■（4）コーヒーとココア

1）コーヒー

コーヒーはアカネ科の多年生の喬木で，赤い実の中にある種子を原料としたものである。おもな生産地はブラジル，ベトナム，インドネシア，コロンビア，インドである。アラビカ種，ロブスタ種，リベリカ種の3原種があり，生産量の約8割をアラビカ種が占めている。収穫した実を天日等で乾燥し，果肉を除去し精製され生豆となる。生豆を焙煎することによって，コーヒー独特の香りと味を生成させる。コーヒーの苦味成分はカフェインである。苦渋味はクロロゲン酸（タンニン酸と類似した構造をもっている）によるもので，抗酸化作用がある。酸味はクエン酸，酢酸，リンゴ酸等による。焙煎後の豆を粉末にして，湯で抽出したものがコーヒーである。

2）ココア

ココアはアオギリ科の果実の種子（カカオ豆）が原料である。カカオ豆のおもな生産地はコートジボワール，ガーナ，インドネシア，ナイジェリア，カメルーン，エクアドルである。カカオ豆の胚乳を発酵させた後，粉砕，精製しカカオニブを得る。カカオニブを焙炒後に圧搾して脂肪分（ココアバター）の一部を除去し，細かく粉砕したものがココアパウダーである。カカオマスとは，カカオニブを焙炒後に磨砕したものである。ココアの苦味成分は，原料であるカカオに含まれるアルカロイドのテオブロミンで，カフェインと化学構造が似ており，穏やかな神経興奮作用及び利尿作用がある。なお，ココアとカカオは混同されやすいが，カカオは植物名であり，ココアは，カカオから加工された食品を示す。

■（5）おもな清涼飲料

1）炭酸飲料

炭酸飲料は，JAS規格によると，飲用適の水に炭酸ガスを圧入したもの及びこれに甘味料，酸味料，フレーバリング等を加えたものとされている。炭酸ガスの泡により清涼感が得られる。炭酸水のほか，フレーバーを付加したサイダー，コーラ，ジンジャーエール，トニックウォーター等がある。

2）果実飲料

果実飲料はJAS規格では，表4-10に示すように6つに分類され，果汁を10％以上含む飲料である。果実飲料に利用される果実は40種類程度あるが，おもに流通し

表4-10　果実飲料の分類

分類	内容
濃縮果汁	果汁の搾汁を濃縮したもの
果実ジュース	1種類の果実の搾汁もしくは濃縮果汁を還元したもの
果実ミックスジュース	2種類以上の果実の搾汁もしくは還元果汁
果粒入り果実ジュース	果実ジュースにかんきつ類の果実のさのうもしくはかんきつ類以外の果実の果肉を細切したもの等を加えたもの
果実・野菜ミックスジュース	果実の搾汁もしくは還元果汁に野菜の搾汁を加えたもの。果実ジュースの原材料に占める割合が50％以上のもの
果汁入り飲料	果実の搾汁及び還元果汁の配合割合が10％以上100％未満のもの

注　：1998（平成10）年の改正で天然の表示は不可となっている。
資料：農林水産省『果実飲料の日本農林規格』平成10年7月22日農林水産省告示第1075号　最終改正　平成27年3月27日農林水産省告示第714号

表4-11　ミネラルウォーターの分類

分類	品名	原水及び処理方法
ナチュラルウォーター	ナチュラルウォーター	特定の水源から採水された地下水を原水とし，沈殿，濾過，加熱殺菌以外の物理的・化学的処理を行わないもの
	ナチュラルミネラルウォーター	ナチュラルウォーターのうち鉱化された地下水〔地表から浸透し，地下を移動中または地下に滞留中に地層中の無機塩類が溶解した地下水（天然の二酸化炭素が溶解し，発泡性を有する地下水を含む）をいう〕を原水にしたもの
ミネラルウォーター	ミネラルウォーター	ナチュラルミネラルウォーターを原水とし，品質を安定させる目的等のためにミネラルの調整，ばっ気（エアレーション，酸素を供給する），複数の水源から採取したナチュラルミネラルウォーターの混合等が行われているもの
ボトルドウォーター	ボトルドウォーター	ナチュラルウォーター，ナチュラルミネラルウォーター及びミネラルウォーター以外のもの

資料：農林水産省『ミネラルウォーター類（容器入り飲用水）の品質表示ガイドライン』平成2年3月30日農林水産省食品流通局長通達「2食流第1071号」改正　平成7年2月17日「7食流第398号」

ている果実飲料は，オレンジ，りんご，パインアップル，もも，ぶどう，グレープフルーツ，レモンの7品種で95％を占めている。　なお，果汁10％未満のものは清涼飲料水と表示する。

　3）スポーツドリンク

　運動をしたとき等に失われる水分やミネラル成分（ナトリウムやマグネシウム等）を効率よく摂取できるように体液と等しい浸透圧に調整した飲料である。アメリカでは1968（昭和43）年，日本では1980（昭和55）年に販売が開始された。近年では，アミノ酸やクエン酸が加えられた製品もあり，一般飲料として広く飲用されている。

　4）ミネラルウォーター

　容器入りの飲用水のことである。ミネラルウォーターは，取水源等により，ナチュラルウォーター，ミネラルウォーター，ボトルドウォーターに分類されている（表4-11）。軟水，硬水等，日本や世界各国のさまざまな種類のミネラルウォーターが流通している。

参考文献

五十嵐 脩・田村真八郎・小林彰夫編『食品総合辞典』丸善，2005 年

伊藤 汎・小林幹彦・早川幸男『食品と甘味料』光琳，2008 年

伊那和夫，他『新版　緑茶・中国茶・紅茶の化学と機能』アイ・ケイコーポレーション，
　　2007 年

小原哲次郎編『食用油脂とその加工』建帛社，1981 年

小林彰夫・齋藤 洋監訳『天然食品・薬品・香粧品の事典』朝倉書店，1999 年

日本清涼飲料検査協会 HP：http://seiryouken.jp

桜井芳人編『総合食品事典』同文書院，1994 年

全国清涼飲料工業会『清涼飲料水入門』2007 年

日本油化学会編『油化学便覧』丸善，2001 年

菅原龍幸・福澤美喜男編著『食品学総論』建帛社，1986 年，pp. 138-143

並木満夫・小林貞作編『ゴマの科学』朝倉書店，1992 年

農林水産省『トマト加工品の日本農林規格』（昭和 54 年 10 月 11 日農林水産省告示第
　　1419 号，最終改正平成 21 年 5 月 19 日農林水産省告示第 669 号）

農林水産省『ドレッシングの日本農林規格』（昭和 50 年 10 月 4 日農林省告示第 955 号，
　　最終改正平成 28 年 2 月 24 日農林水産省告示第 489 号）

農林水産省『風味調味料の日本農林規格』（昭和 50 年 3 月 25 日農林省告示第 310 号，最
　　終改正 平成 25 年 12 月 24 日農林水産省告示第 3120 号）

農林水産省『ミネラルウォーター類（容器入り飲用水）の品質表示ガイドライン』

福場博保ら編『チョコレート・ココアの科学と機能』アイ・ケイコーポレーション，2004
　　年

藤田 哲『食用油脂—その利用と油脂食品—』幸書房，2000 年

柳原昌一『食用加工油脂の知識—パン・洋菓子のための油脂化学—』幸書房，1984 年

文部科学省科学技術・学術審議会資源調査分科会『日本食品標準成分表（八訂）増補
　　2023 年』2023 年

文部科学省科学技術・学術審議会資源調査分科会『日本食品標準成分表（八訂）増補
　　2023 年脂肪酸成分表編』2023 年

第5章　微生物利用食品

　酒類やみそ，しょうゆ，納豆，ヨーグルト等のように，おもに微生物の作用を利用してつくられる食べ物を一般に発酵食品という。塩辛や魚醤油では，微生物よりも自己消化酵素によるところが大きいが，これらも外見的な特徴から慣習的に発酵食品とよばれてきた。

　発酵食品の製造に関与する微生物には，カビ，酵母，細菌があり，食品の種類によって，これらが単独または複数で用いられる。代表的な食品とそれに関与する微生物の関係を図5-1に示す。ここで円が重なっているところは，2種類または3種類の微生物が関係していることを示している。また図には，原料由来酵素（自己消化酵素，糖化酵素等）が関与する場合を四角形で示してある。

1 アルコール飲料

　わが国ではアルコールを1%以上含む飲料を酒類といっている。酒類は製造法により，醸造酒，蒸留酒，混成酒に大別される（表5-1）。醸造酒は発酵液をそのまま，またはろ過した酒で，ワイン，清酒，ビール等である。蒸留酒は醸造酒を蒸留してつくった酒で，焼酎，ウイスキー，ブランデー，ラム，ジン，ウオッカ等である。混成

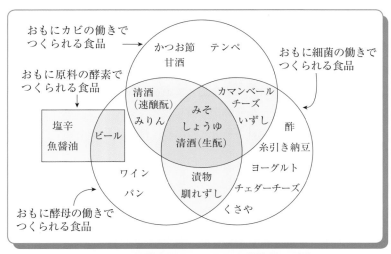

図5-1　発酵食品に用いられる微生物・酵素

表5-1 製造法による酒類の分類

	発酵形式	製造原理	例	アルコール濃度
醸造酒	単発酵	糖→酵母による直接発酵（単発酵）	果実酒（ワイン等）	7～14%
	複発酵	でん粉（大麦）→麦芽による糖化→酵母によるアルコール発酵（単行複発酵）	ビール	4～8%
		でん粉（米）→麹による糖化と酵母によるアルコール発酵（並行複発酵）	清酒 紹興酒	12～20% 9～11%
蒸留酒	単発酵	果実酒→蒸留 糖蜜のアルコール発酵液→蒸留 竜舌蘭のアルコール発酵液→蒸留	ブランデー ラム テキーラ	40～44% 45% 40～55%
	複発酵	単行複発酵液→蒸留	ウイスキー，ジン，ウオッカ	37～55%
		並行複発酵液→蒸留	焼酎	20～43%
混成酒		醸造酒や蒸留酒を原料に，植物の皮や果実，薬草，ハーブ，香辛料，甘味料，香料等を配合した酒	みりん，リキュール	

酒は醸造酒や蒸留酒をもとに加工した酒で，みりん，甘味ぶどう酒，屠蘇酒，梅酒，リキュール等である。

　酒類の発酵ではほとんどの場合，酵母（*Saccharomyces cerevisiae* または類似の酵母）によって糖類からアルコールが生成される。しかし酵母は日本酒やビールの原料であるでん粉を直接利用することはできないので，アルコール発酵に先立ってでん粉をまず糖類（グルコース等）に変える必要がある。この過程を糖化といい，これを行うのは日本酒では麹，ビールでは麦芽（モルト）である。麹は蒸米にコウジカビ（*Aspergillus oryzae*）を生やしたものであり，麦芽は大麦のもやしを乾燥したものである。ともにでん粉の糖化に必要なアミラーゼ等の酵素を豊富にもっている。ビールの糖化は微生物によるものではないが，これも発酵とみなしている。

　このように日本酒とビールでは糖化とアルコール発酵の2つの過程があるので，これらの発酵形式を複発酵という。このうち，日本酒では，発酵タンクの中に麹と酒母（酵母の培養液，酛ともいう），蒸米が入っていて，麹による糖化と酵母によるアルコール生成が同時並行で起こるので，並行複発酵という。一方，ビールでは麦芽を温湯中で糖化して麦汁に変え，これにホップを加えて煮沸，冷却後，酵母を加えてアルコール発酵を行う。糖化とアルコール発酵が順番に進んでいくので，単行複発酵という。

　ワインでは，原料がぶどう果汁（糖液）のため，糖化工程が不要で，そのままアルコール発酵ができるので単発酵という。

（1）おもなアルコール飲料

1）清　酒

　清酒はこめを主原料としてつくられるわが国独特の並行複発酵酒である。蒸米中のでん粉が米麹の酵素で分解・糖化されつつ，同時に酵母によってアルコールに変換される。

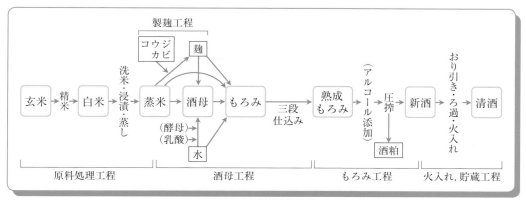

図5-2　清酒の製造工程

清酒の製造工程は大きく5工程に分けられる（図5-2）。

原料処理工程では酒質に大きな影響を与える糠層をできるだけ除くため精米が行われる。製麹工程，酒母工程（酛づくり工程），もろみ工程は微生物が関与する工程である。そのうち，製麹工程は次の酒母工程，もろみ工程で使われる麹をつくる工程で，蒸米にコウジカビ胞子を噴霧して，33～40℃で2昼夜，繁殖させてつくられる。その出来次第が清酒の品質に大きく影響するため，昔から杜氏の間では，「一麹，二酛，三造り」といわれるように，製麹は最も複雑で難しく重要である。

酒母工程はアルコール発酵に必要な優良酵母（酛）を大量に純粋培養する工程で，麹と蒸米，水を原料につくられる。酛には生酛と速醸酛がある。昔からの生酛（その改良型を山廃酛という）では，巧みな微生物コントロール（図5-3）によって原料から混入した有害微生物が乳酸菌の作用で死滅し，途中で接種した蔵付きの優良清酒酵母（*Saccharomyces cerevisiae*）のみからなる酒母が約1か月でできる。速醸酛は生酛の製造工程の前半部を省略したもので，醸造用乳酸を使って酒母をつくる方法である。

もろみ工程は酒母に麹，蒸米，水を3回（初添，仲添，留添という）に分けて添加し，もろみの条件（アルコール濃度，pH等）が急激に希釈されないようにしている。

最後の工程では，発酵の終わったもろみを圧搾し，酒と酒粕に分離，酒に60℃，30分程度の火入れ（低温殺菌）をして腐敗菌の殺菌と麹由来の酵素活性の停止をする。

瓶詰めされた清酒が白濁し，アルコール濃度が低下，酸味・異臭が生じる腐敗現象を火落ちといい，その原因は *Lactobacillus homohiochii* 等の特殊な乳酸菌（火落ち菌）の増殖による。

2）ビール

ビールは大麦を主原料としてつくられる単行複発酵酒で，その工程は糖化と発酵の2つからなる。

糖化工程では，粉砕した大麦の麦芽を温湯中へ投入すると，麦芽中に含まれる加水分解酵素（α-アミラーゼ，プロテアーゼ等）によって麦芽中のでん粉，たんぱく質が可溶化されるとともに，発酵性糖類（マルトース等），アミノ酸等が生成される。

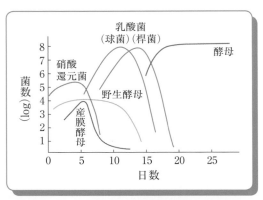

図5-3　山廃酛育成中の微生物相の遷移

注　：麹や蒸米，仕込み水等に由来する多種類の微生物群の中から，まず硝酸還元菌が増殖し，水に含まれる硝酸塩から亜硝酸がつくられ，またこれに少し遅れて乳酸菌が増殖し始めて乳酸を生成，pH が低下するため雑菌や野生酵母等が死滅する。乳酸菌の増殖につれて次第に酵母に最適な乳酸濃度になり，蔵付きの優良酵母の増殖が始まる。乳酸菌自身は自ら生成した乳酸によって死滅するので，最終的には酵母のみの培養液となる。

資料：秋山裕一『醸造学』養賢堂，1981 年，p.33

　糖化後，ビール粕（かす）を除去した麦汁に，ホップを加えて煮沸する。ホップには苦味と芳香の付与，熱凝固性たんぱく質の析出，雑菌の増殖抑制等の役割がある。沈殿を除去した麦汁は冷却後，酵母（*Saccharomyces cerevisiae*）を添加し，アルコール生成のための主発酵と未熟臭（アセトアルデヒド，硫化水素，ジアセチル等）の除去のための後発酵が行われる。

　ビール酵母には下面発酵酵母（主発酵後期に酵母が沈殿する）と上面発酵酵母（酵母が浮上する）の2種類がある。ドイツ等のラガービールは前者を，イギリスのエールは後者を用いてつくられる。下面発酵の場合，主発酵を 8 〜 10℃の低温で 8 〜 12 日間行い，酵母を分離した後さらに 0 〜 2℃で数か月間後発酵を行って熟成する。上面発酵では 15 〜 20℃で 3 〜 5 日間の主発酵を行う。

　3）ワイン

　ワインはぶどう等の果実を発酵してつくられる単発酵酒で，色調から赤ワイン，白ワイン，ロゼワインに分けられる。赤ワインは黒系または赤系ぶどうを原料にして，果皮，種子，果肉，果汁を一緒に発酵させて，搾汁したものである。雑菌の増殖防止，もろみの酸化防止等のために亜硫酸（ピロ亜硫酸カリウム）を添加し，8 〜 12 時間経過してから，酒母（ワイン酵母 *Saccharomyces cerevisiae* の培養液）を添加して，20 〜 30℃で 2 週間，主発酵が行われる。この間に有機酸，エステル等の香気成分が生成される。主発酵が終了したワインは圧搾後，糖分が 0.2 % 程度になるまで後発酵が行われ，さらに風味が複雑化する。その後，熟成，ろ過，瓶詰めをし，多くは長期間熟成をして出荷される。

2 発酵調味料

（1）おもな発酵調味料

1）しょうゆ

しょうゆ（醤油）は，だいずやこむぎ等の原料にコウジカビ（麹菌；*Aspergillus oryzae, A. sojae*）を生育させて麹とし，これを食塩水と混合して発酵・熟成させ，液体部分を採取した発酵調味料である。しょうゆの製造は，本醸造方式，新式醸造方式，及び酵素処理液・アミノ酸混合方式に分類される。一般的に広く利用されている本醸造方式しょうゆ（濃口しょうゆ）の製造工程を図5-4に示す。食塩水と麹の混合物やその発酵・熟成したものをもろみという。もろみが発酵熟成するときに，コウジカビのアミラーゼやグルコシダーゼの作用ででん粉を分解してブドウ糖（グルコース）に，プロテアーゼによりたんぱく質を分解してオリゴペプチドやアミノ酸になる。グルタミンはコウジカビのグルタミナーゼによりグルタミン酸に変化する。もろみ中では，耐塩性乳酸菌（*Tetragenococcus halophilus*）により乳酸発酵（グルコースから乳酸を生成）が起こり，主発酵酵母である *Zygosaccharomyces rouxii* 等が香味形成に重要な発酵を行う。後期に増殖する後熟酵母 *Candida versatilis* は，しょうゆの香気成分として特徴的である4-エチルグアヤコール（4-EG）等の揮発性フェノール類を生成する。グルコースやアミノ酸等の各成分がアミノカルボニル反応を起こし，しょうゆ特有の色と香りの形成がなされる。しょうゆのうま味成分は，グルタミン酸等のアミノ酸であるため，これらの含量の指標となる全窒素量がしょうゆの品質基準となっている。

しょうゆは日本農林規格（JAS）により5種類に分類されている（表5-2）。全国的につくられている濃口しょうゆは，全生産量の約8割を占めている。一方，関西地方で発達し，料理の素材の味や色合いを引き立てる淡い色のしょうゆが淡口しょうゆで，塩分濃度は濃口しょうゆより高い。溜しょうゆ，再仕込しょうゆ，白しょうゆの生産量は少なく，地域性に富んでいる。減塩しょうゆは，普通のしょうゆよりナトリウムを半分以下に減少させたものである。

新式醸造方式しょうゆは，しょうゆもろみ，または生しょうゆにアミノ酸や酵素処理液を加えて，発酵・熟成させて製造するため，本醸造方式より熟成期間が短い。酵

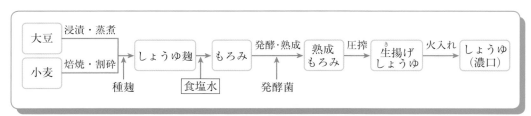

図5-4　濃口しょうゆの製造工程

表5-2　しょうゆの種類と特徴

しょうゆの種類	食塩相当量(%)	製造法の特徴と主な用途
濃口しょうゆ	14.5	だいずにほぼ等量のこむぎを加えたものを麹の原料とする。一般的に利用されるしょうゆ。
淡口しょうゆ	16.0	麹の原料は濃口と同じである。熟成もろみにこめを糖化した甘酒を加え、味と色を淡く仕上げている。火入れ温度は「濃口」より低い。関西料理で用いられる。
溜しょうゆ	13.0	だいずあるいはだいずに少量のこむぎを加えたものを麹の原料とする。香りは少ないが、色が濃くとろりとした濃厚な味がする。佃煮、せんべい、刺身のつけしょうゆに利用される。
再仕込しょうゆ	12.4	原料は濃口しょうゆと同じで、食塩水の代わりに生しょうゆを使って仕込む。香りがあり、色や味が濃厚である。甘露煮、刺身のつけしょうゆに利用される。
白しょうゆ	14.2	こむぎに少量のだいずを加えたものを麹の原料とする。糖分が高く、色は淡口しょうゆより薄く、こはく色の透明なしょうゆ。うどんのつゆ、吸い物、鍋料理等に使われる。

素処理液・アミノ酸混合方式しょうゆは、本醸造方式及び新式醸造方式のしょうゆにアミノ酸液や酵素処理液を混ぜ、発酵工程を省略することができる。

2）み　そ

みそはだいず単独もしくはだいず、こめ、おおむぎを蒸煮し、コウジカビ（Aspergillus oryzae）を繁殖させたもの（それぞれ豆麹、米麹、麦麹という）に、食塩を混合し、発酵、熟成させた半固形状の発酵調味料である。みその製造工程を図5-5に示す。だいずのたんぱく質はオリゴペプチドやアミノ酸に分解され、グルタミンはグルタミン酸に変化し、こめあるいはおおむぎのでん粉はグルコース等に分解される。生成されたペプチド、アミノ酸、グルコース等はみその熟成中にアミノカルボニル反応を起こし、みその着色に大きく関与する。多くのみそ醸造では、発酵菌として酵母と乳酸菌が利用されている。酵母（Zygosaccharomyces rouxii）により香気成分が生成さ

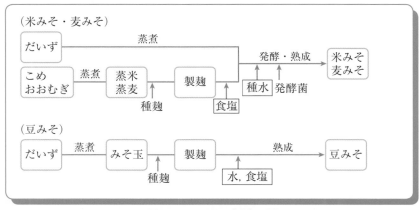

図5-5　みその製造工程

表5-3 みその種類と原料及びおもな銘柄

種類	みその原料	風味	色；おもな銘柄と産地		食塩（%）
米みそ	大豆，米，食塩	甘みそ	白；西京みそ（関西），府中みそ（広島），讃岐みそ		5～7%
			赤；江戸甘みそ（東京）		5～7%
		甘口みそ	淡色；相白甘みそ（静岡），九州地方		7～12%
			赤；御膳みそ（徳島）		11～13%
		辛口みそ	淡色；信州みそ		11～13%
			赤；仙台みそ，佐渡みそ，越後みそ，津軽みそ北海道みそ，加賀みそ		11～13%
麦みそ	大豆，大麦，食塩	甘口みそ	淡色；九州，中国，四国		9～11%
		辛口みそ	赤；九州，埼玉，栃木		11～13%
豆みそ	大豆，食塩		赤；八丁みそ，名古屋みそ		10～20%

れる。また，耐塩性乳酸菌（*Tetragenococcus halophilus*）により乳酸が生成され，pHを下げるとともに，みその塩辛味をやわらげる「塩なれ」によって特有の風味となる。脂質は，コウジカビのリパーゼにより分解され，一部脂肪酸エチルにエステル化される。このように，みそは，発酵・熟成過程で，糖の甘味，アミノ酸のうま味，有機酸の酸味，エステル等の香り成分が生成され，みそ特有の風味と色調が形成される。

　みそは普通みそと直接食べるなめみそに大別される。普通みそは，使用される麹の種類により，米みそ，麦みそ，豆みそに分類され，さらに食塩含量，色調，粒の違いにより分類される。みそは，気候，風土，食習慣，原料資源等を反映した地方色豊かなものがつくられている。そのため，地域名をつけた銘柄，名称でよばれることがある。表5-3にみその種類と原料及びおもな銘柄を示す。なめみそは，醸造なめみそ（金山寺みそ，ひしおみそ）と加工なめみそ（鯛みそ，さんしょうみそ，ゆずみそ）に分けられる。

3) 食 酢

　米酢，りんご酢の製造工程を図5-6に示す。穀類を利用する場合には，穀類にコウジカビ（*Aspergillus oryzae*）や麦芽を使ってでん粉を糖分に変え，酵母（*Saccharomyces cerevisiae*）を作用させて酒をつくり，食酢の原料とする。その後，酢酸菌によって酢酸発酵させる。酢酸菌は，アルコールを酸化して酢酸を生成する菌の総称であり，*Acetobacter aceti*，*A. pasteurianus* 等がある。以下に化学式を示した。

$$C_2H_5OH + O_2 \Rightarrow CH_3COOH + H_2O$$
　　　アルコール　　　　　　　酢酸

　発酵法としては，アルコールの液面に酢酸菌の皮膜を形成させ，酢酸発酵させる「表面発酵法（静置発酵法）」と空気を強制的に吹き込んで酸化を促進させる「深部発

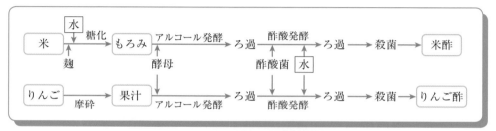

図5-6 米酢及びりんご酢の製造工程

表5-4 日本農林規格による食酢の分類

分類			定義	酸度
醸造酢	穀物酢	穀物酢	穀物の使用量が 40 g/L 以上使用したもの	4.2 % 以上
		米酢	穀物酢であって米の使用量が 40 g/L 以上使用したもの	
	果実酢	果実酢	果実の搾汁の使用量が 300 g/L 以上使用したもの	4.5 % 以上
		りんご酢	果実酢であってりんごの搾汁の使用量が 300 g/L 以上使用したもの	
		ぶどう酢	果実酢であってぶどうの搾汁の使用量が 300 g/L 以上使用したもの	
合成酢	合成酢		醸造酢の割合が家庭用 60 % 以上，業務用では 40 % 以上であること	4.0 % 以上

酵法（通気発酵法）」がある。食酢は，酢酸を主成分とするが，乳酸，コハク酸，リンゴ酸等の有機酸も含み，糖類，アミノ酸，エステル類等の独特な芳香とうま味を有する調味料である。

食酢には，酢酸菌を用いた醸造法により生産する醸造酢と酢酸，糖類，酸味料等を混合して製造する合成酢がある。

日本農林規格による食酢の分類を表5-4に示す。原料により穀物酢（米酢，穀物酢等），果実酢〔ぶどう酢（wine vinegar），りんご酢（cider vinegar）等〕が製造される。

イタリアの伝統的なバルサミコ酢は，白ぶどうの果汁を原料として，アルコール発酵及び酢酸発酵を木の樽で長期間行う。酸味が強くなく，まろやかな味わいと風味の豊かさが特徴であり，さまざまな料理に利用される。

4）みりん及びみりん類似調味料

みりんは，蒸煮したもち米，米麹（うるち米），焼酎または醸造アルコールにより製造される。調味料のほか，正月の屠蘇酒，薬味酒等として利用されている。本みりんは，うるち米を用いて製造された米麹（*Aspergillus oryzae*，*A.kawachii*，*A.awamori*等）と蒸したもち米を混合し，焼酎あるいはアルコールを加えて仕込む。コウジカビの酵素によりもち米由来のでん粉が糖化され，熟成の後，圧搾して本みりんがつくられる（図5-7）。高濃度のアルコール存在下では，でん粉が老化しやすいため，もち米を用いて酵素の作用を受けやすいようにしている。

本みりんは，アルコール濃度14 %であり，上品な甘味や好ましい香り，てり焼き

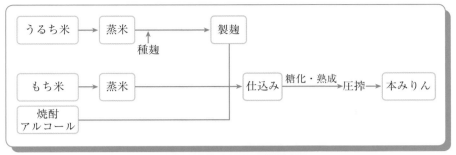

図5-7 本みりんの製造工程

表5-5 みりん及びみりん類似調味料の成分と特徴

種類	アルコール g/100 g	炭水化物 [1] g/100 g	たんぱく質 [2] g/100 g	日本食品標準成分表 収載食品群
本みりん	9.5	43.3	0.2	し好飲料類
本直し	17.3	14.4	(0.1)	し好飲料類
みりん風調味料	0.3	55.6	―	調味料及び香辛料類

注 ：1) 差引き法による利用可能炭水化物の値を記載
　　　2) アミノ酸組成によるたんぱく質の値を記載
資料：文部科学省科学技術・学術審議会資源調査分科会『日本食品標準成分表(八訂)増補2023年』2023年

の色やマスキング効果をもつ調味料として価値が高い。本直しは，みりんやみりんのもろみにアルコールを加えて，アルコール濃度を22％以上にしたもので，屠蘇酒としても利用される。みりん風調味料では，アルコールを含まず，水あめやグルコースを主体とし，これに調味料や有機酸を加えてつくる。みりん及びみりん類の成分と特徴について表5-5に示す。

❸ その他の微生物利用食品

▌（1）おもな農産発酵食品

1）納　豆

　納豆はだいずの発酵食品であり，糸引き納豆と寺納豆の2種類がある。蒸煮大豆を原料として，納豆菌（枯草菌，*Bacillus subtilis*）を植え付け，短時間発酵させたものが糸引き納豆である。納豆菌の作用により，納豆特有の粘質物（ポリグルタミン酸とフラクタン：フルクトースの重合体）や遊離アミノ酸が豊富に含まれる消化性の良い発酵食品である。ビタミンK含量は完熟大豆（国産，乾18 µg/100 g）と比較して糸引き納豆（870 µg/100 g）では非常に高値を示す。古くなるとチロシンの結晶が析出し，舌触り等に影響を与えることもある。一方，寺納豆（塩辛納豆，浜納豆，大徳寺納豆）は，豆麹をつくり，食塩水を加えて長時間熟成させたもので，外観は黒褐色を呈し，濃厚なうま味と香りをもった発酵食品である。

2) 豆腐よう，テンペ

沖縄地方特産の豆腐ようは，沖縄豆腐を約3cmに角切りして脱水し，米麹（紅麹・黄麹），泡盛，砂糖，塩を混ぜた汁に室温で2〜6か月漬け込んで発酵・熟成させたもので，酒のつまみや和え物にされる。インドネシアの伝統食品であるテンペは，蒸煮した大豆にクモノスカビ（*Rhizopus oligosporus*）を接種し3〜4日ほど発酵させたものである。スライスして油で揚げて食する。

3) 漬　物

日本には600種類以上の漬物があるといわれている。その理由としては，漬床，漬汁，漬ける材料の種類，漬ける方法が多様なためである。表5-6に漬け床による漬物の分類を示す。塩漬，しょうゆ漬，酢漬等は発酵させないで浸透圧作用を利用しており，糠漬，粕漬，麹漬等は微生物によって発酵させている。野菜に食塩を加えると，浸透圧の違いにより細胞内の水分は細胞外に溶出し，細胞は原形質分離を引き起こすことから食塩や調味料が細胞内に浸透しやすくなる。発酵させる漬物は，食塩により雑菌の増殖は抑制される一方で，乳酸菌や酵母の作用により，乳酸やアルコールが生じる。その結果，原料である野菜の青臭さやあくが減り，漬物特有のうま味や風味が形成される。なお，塩を使わない無塩漬物として，すんき漬，中国の酸菜（スワンツァイ）等がある。

発酵漬物には，すぐき漬，飛騨赤かぶ漬，しば漬，すんき漬，韓国のキムチ，ドイツ等のサワークラウトやピクルス，中国の泡菜（パオツァイ）や榨菜（ザーツァイ）等がある。近年では，健康志向による低塩化が進んでいるため，貯蔵性を高めるために酸やアルコールの添加，保存料の使用，加熱殺菌，低温保存等がなされることがある。

表5-6　おもな漬物の漬け床による分類

分類	品名
発酵漬物	すぐき漬，飛騨赤かぶ漬，生しば漬，サワークラウト
塩漬	広島菜漬，白菜漬，野沢菜漬，高菜漬
糠漬	たくあん漬，ぬかみそ漬
麹漬	べったら漬，三五八漬
みそ漬	山ごぼう漬，守口漬
粕漬	奈良漬，山海漬，わさび漬
辛子漬	なす辛子漬，きのこ辛子漬
しょうゆ漬	福神漬，印籠漬
酢漬	らっきょう漬，はりはり漬，千枚漬，ピクルス
もろみ漬	しょうゆもろみ漬，みそもろみ漬
キムチ漬	ペチュキムチ（白菜），カクテギ（大根），オイキムチ（きゅうり）

▌(2) おもな水産発酵食品

魚介類は腐りやすいため，その腐敗防止がまず重要である。干物や塩蔵品，佃煮等，水産加工品の多くは，腐敗防止のために生まれたと考えられる。一方，水産物の

中には，塩辛，くさや，ふなずし等のように，微生物や自己消化酵素の働きをむしろ積極的に利用してつくられている，いわゆる水産発酵食品があるが，もとは魚介類の貯蔵から生まれたと考えることができる。

これらの製品は製造原理，製造法等から考えて次の３つに整理することができる。

① 塩蔵型発酵食品：腐りやすい原料魚を塩蔵している間に特有の風味をもつようになったもので，塩辛，くさや，魚しょうゆ等。

② 漬物型発酵食品：魚自体は糖質が少ないため，発酵基質として米飯や糠を用い，これに塩蔵しておいた魚を漬け込んだもので，馴れずし，糠漬等。この場合も保存性の付与が大きな目的と考えられる。

③ その他の発酵食品：微生物を利用した食品という意味で，かつお節等。

水産発酵食品の概要を表5-7に示す。

1）塩　辛

塩辛は魚介類の筋肉，内臓等に食塩を加えて，腐敗を防ぎながらうま味を醸成させたものである。いかの塩辛のほか，かつおの塩辛（酒盗），うにの塩辛，あゆの卵・精巣・内臓の塩辛（うるか），なまこの内臓の塩辛（このわた），さけ内臓の塩辛（めふん）等多種類のものがつくられている。いか塩辛が最も一般的で，生産量も多い。

いか塩辛の製法は，まず原料（おもにするめいか）の墨袋，内臓，くちばし，軟甲を除去，頭脚肉と胴肉を分離して水洗する。十分に水切りした後，細切りした胴肉及

表5-7　おもな水産発酵食品の概要

種類	原料魚	製法	発酵原理	おもな微生物
いか塩辛	するめいか	細切りした胴・脚肉に肝臓約５％，食塩10数％を加え，２～３週間仕込む。	食塩による防腐と自己消化によるうま味の生成，微生物によるにおいの生成	*Staphylococcus* 属 *Micrococcus* 属 酵母
くさや	むろあじ あおむろ とびうお	２枚に開いた原料魚を血抜きし，くさや汁に１晩漬けた後，水洗，乾燥する。	汁中細菌の産生する抗菌物質による保存性の付与。嫌気性菌によるにおいの付与	*Corynebacterium* 属 嫌気性菌 螺旋菌
しょっつる	まいわし はたはた	原料魚に25～30％の食塩を加え，１年以上仕込む。	食塩による防腐と自己消化による液化・呈味の生成	*Micrococcus* 属 *Bacillus* 属 その他の好塩菌
ふなずし	にごろぶな	塩蔵ふなを塩出した後，米飯に１年以上漬け込む。	食塩による防腐（塩蔵中）と米飯の発酵による保存性と風味の付与（米飯漬中）	乳酸菌 酵母
いわし糠漬	まいわし	塩蔵いわしを糠，麹等とともに１年以上漬け込む。	食塩による防腐と糠の発酵による保存性と風味の付与	乳酸菌 酵母
かつお節	かつお	かつおの切り身を煮熟後，焙乾，カビ付けする。	煙・乾燥による防腐とカビによる脂肪分解・香りの付与	*Aspergillus* 属

表5-8　伝統的塩辛と低塩塩辛の比較

	伝統的塩辛	低塩塩辛
食塩濃度	約10〜20％	約2〜7％
仕込期間	約10〜20日	約0〜3日
うま味の生成	自己消化によるアミノ酸等の生成	調味料による味付け
腐敗の防止	食塩による防腐	防腐剤・水分活性調整による防腐
保存性	高（常温貯蔵可）	低（要冷蔵）
製品の特徴	保存食品	和え物風

び頭脚肉を大型の樽に入れ，これに肝臓及び食塩を加えて十分に撹拌・混合する。食塩はふつう肉量の10数％であるが，最近は減塩の傾向にある。肝臓の添加量は3〜10％程度である。毎日十分に撹拌し，おおよそ10〜20日後，製品とする。

　いか細切り肉は仕込後，次第に生臭みがなくなり，肉質も柔軟性を増し，元の肉とは違った塩辛らしい味や香りが増強されるようになる。このような変化を熟成というが，この間にグルタミン酸，アスパラギン酸，アラニン，リシン等の遊離アミノ酸が増加する。このアミノ酸（呈味成分）の生成は自己消化酵素（魚肉や肝臓の酵素）によるもので細菌は関与しない。

　最近は食塩10％以上の伝統的塩辛は少なくなり，代わって塩分が2〜7％程度の低塩塩辛が主流となっている。このような低塩塩辛は熟成によるうま味の生成ができない（腐敗する）ため，調味料で味付けするもので低温貯蔵が必要である（表5-8）。

2）くさや

　くさやはおもに新島，大島，八丈島等の伊豆諸島でつくられている魚の干物の一種で，独特の臭気と風味をもち，普通の干物よりも腐りにくいことが特色の一風変わった食べ物である。製造に用いられるくさや汁中の微生物作用が製品を特徴づけているため，発酵食品に分類される。くさやが腐りにくい理由も汁中の抗菌成分によると考えられている。

　くさやの原料には，あおむろ，むろあじ，とびうお等が用いられる。開いた原料魚をくさや汁に10〜20時間ほど浸漬後，水洗し，乾燥してつくられる。このくさや汁は同じ液が百年以上にわたって繰り返し使用されているもので，粘性を有し，強いにおいがする。くさや汁の成分は，pH中性，総窒素0.40〜0.46 g/100 mL，生菌数10^7〜10^8/mLで島の間に大きな差異はみられないが，食塩濃度は八丈島のくさや汁が8〜11％であるのに対し，他島のものでは3〜5％と低い。

3）魚しょうゆ

　魚しょうゆは魚介類を高濃度の食塩とともに1〜数年間熟成させて製造される液体調味料で，わが国では秋田のしょっつる，能登のいしる等がある。魚しょうゆは原料（はたはた，まいわし，するめいか等）や製造法が多様であり，成分も食塩22〜30％，

pH 4.5 〜 6.0，グルタミン酸 380 〜 1,080 mg/100 mL，乳酸 67 〜 460 mg/100 mL というようにかなり異なる。

魚しょうゆは東南アジアでは，パティス，ニョクマム，ナムプラ等が広く用いられている。わが国での消費は少ないが，最近ではめんつゆやたれの隠し味としての需要が伸びている。

魚しょうゆの呈味成分（グルタミン酸等）はおもに魚介類の自己消化酵素の働きで生成され，大豆しょうゆにおける麹の役割を魚しょうゆでは自己消化酵素が行っている。

4）馴れずし

塩蔵した魚介類を米飯に漬け込み，その自然発酵によって生じた乳酸等の作用で保存性や酸味を付与した製品を馴れずしという。ふなずし，さば馴れずし，はたはたずし（いずし）等多種類の製品がある。これらのうち，ふなずしは最も古い形態であり，独特の強いにおいと酸味をもっており，pH 4.0 〜 4.5，食塩 1.4 〜 3.5 %，有機酸として乳酸，酢酸，プロピオン酸，酪酸等が検出される。

ふなずしの製法は，にごろぶなのえらを取り，そこから内臓を除去する。魚卵は体内に残したまま腹腔へ食塩を詰め込み，それを桶中に並べて食塩をかぶせ，何層にも重ねた状態で重石をして塩漬する。約1年してから取り出し，塩を全部洗い出す。次に米飯に塩を混ぜ，子を潰さないように注意して，えら穴から魚の内部へ詰めたのち，桶に米飯と魚を交互に漬け込み，重石をして約1年間発酵・熟成させる。ふなずしの乳酸発酵は *Lactobacillus plantarum*，*L. kefir* 等の乳酸菌による。

5）糠 漬

魚の糠漬は塩蔵したいわし，にしん等を麹とともに糠に漬け込んで発酵・熟成させたものである。いわし糠漬の成分は pH 5.2 〜 5.5，食塩 10 〜 14 %，乳酸 0.4 〜 1.0 %，アルコール 0.07 〜 0.08 % である。珍しい製品にふぐの卵巣を用いたものがある。原料は有毒であるが，製品では食用可能な状態になっている。

ふぐ卵巣糠漬の製法は，卵巣に 35 〜 40 % の食塩を撒き塩にして，2 〜 3 か月で塩を換えて漬け直し，2年以上塩蔵後，水洗して糠に漬け，重石をして 1 〜 2 年間発酵・熟成する。

熟成には乳酸菌（*Tetragenococcus* 属，*L. plantarum* 等）と酵母（*Saccharomyces* 属及び *Pichia* 属）等が関与する。

6）かつお節

節とは魚肉を煮熟後，燻して十分に乾燥した製品をいい，用いた原料魚種の違いによって，かつお節，さば節等に分けられる。かつお節は煮熟後，骨抜きをして表面の水分を焙乾により乾燥したものをなまり節，焙乾工程を終了して真っ黒になった節を荒節または鬼節，カビ付けのためその表面を削ったものを裸節（赤むき），カビ付け終了の製品を本枯節という。

製法（図5-8）は，原料魚を三枚に卸し（魚体が大きい場合には背肉と腹肉とに身割

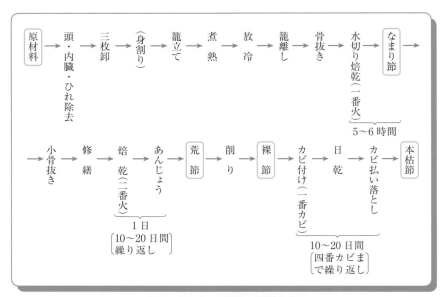

図5-8　かつお節の製造工程

りする），肉片を 85℃ 80 分程度煮熟，放冷後，胸部その他の骨を抜き，次に簀の子
に並べて焙乾する。傷ついたり欠けた部分に肉糊を刷り込んで成形，翌日再び簀の子
に並べ 5 〜 6 時間焙乾，火から下ろして一夜放置する。この操作を 10 〜 20 日間繰り
返す。その後，表面に付いたタールを削り，カビ付け庫で 10 〜 15 日間放置しカビ付
けを行う。カビの生じた節を取り出し，日乾後，刷毛でカビを払い落とす。通常この
カビ付けの操作を 4 回行うと本枯節とよばれる最終製品になる。

　かつお節のカビ付けは，以前は裸節を木の箱に入れて自然にカビがつくのを待った
が，今では優良カビの胞子を噴霧することが多い。優良カビといわれる菌種はいずれ
も *Aspergillus glaucus* グループに属し，脂肪分解力は強いが，たんぱく質分解力は
弱く，良い香気を生じる。このカビのおもな役割は脂肪の分解，悪臭の除去，香りの
付与である。水分の除去に対するカビの効果はほとんどない。

　畜産発酵食品であるチーズ，ヨーグルトについては第 3 章「おもな乳製品」の項
（p.113）を参照されたい。

参考文献

木内 幹・永井利郎・木村啓太郎編『納豆の科学』建帛社，2008 年

日本伝統食品研究会編『日本の伝統食品事典』朝倉書店，2008 年

藤井建夫『塩辛・くさや・かつお節―水産発酵食品の製法と旨み（改訂版）』恒星社厚生
　　閣，2001 年

文部科学省科学技術・学術審議会資源調査分科会『日本食品標準成分表 2020 年版（八訂）』
　　2020 年，同『日本食品標準成分表（八訂）増補 2023 年』2023 年

吉沢 淑他編『醸造・発酵食品の事典』朝倉書店，2002 年

索引

本書の食品成分値は，一部の例外を除き文部科学省科学技術学術審議会・資源調査分科会『日本食品標準成分表（八訂）増補2023年』，『日本食品標準成分表（八訂）増補2023年 アミノ酸成分表編』，『日本食品標準成分表（八訂）増補2023年 脂肪酸成分表編』，及び『日本食品標準成分表（八訂）増補2023年 炭水化物成分表編』によるものです。

編著者　［　］内は執筆担当章節

小関正道　　元 東京家政大学家政学部 教授　　　［第1章］

吉川秀樹　　京都光華女子大学健康科学部 教授　　［第2章5，第3章2(1)〜(6)］

著　者（五十音順）

海老塚広子　東京家政大学家政学部 講師　　　　　［第3章3，第5章］

大桑(林)浩孝　中国学園大学現代生活学部 准教授　　［第2章2］

岡本由希　　和洋女子大学家政学部 准教授　　　　［第4章1，5］

鬼頭幸男　　元 愛知学泉大学家政学部 教授　　　　［第3章1］

河野勇人　　くらしき作陽大学食文化学部 教授　　［第2章8］

竹山恵美子　元 昭和女子大学食健康科学部 教授　　［第2章3，4］

舘　和彦　　愛知学泉大学家政学部 教授　　　　　［第3章1，2(7)・(8)，第4章2，4］

福田泰樹　　元 中京学院大学短期大学部 教授　　　［第2章1］

藤井建夫　　東京家政大学大学院 客員教授　　　　［第5章］

明神千穂　　近畿大学農学部 講師　　　　　　　　［第2章6，7］

森高初惠　　昭和女子大学 名誉教授　　　　　　　［第2章2，第3章4，第4章3］

由良　亮　　中京学院大学短期大学部 准教授　　　［第2章1］

食べ物と健康
三訂 マスター食品学Ⅱ〔第2版〕

2012年（平成24年）	4月10日	初版発行～第4刷
2016年（平成28年）	8月31日	改訂版発行～第3刷
2021年（令和3年）	4月20日	三訂版発行～第2刷
2024年（令和6年）	4月10日	三訂版第2版発行

編　著　者　小　関　正　道
　　　　　　吉　川　秀　樹
発　行　者　筑　紫　和　男
発　行　所　株式会社 建 帛 社
　　　　　　　　　　KENPAKUSHA

〒112-0011　東京都文京区千石4丁目2番15号
　　　　　　TEL (03) 3944-2611
　　　　　　FAX (03) 3946-4377
　　　　　　https://www.kenpakusha.co.jp/

ISBN978-4-7679-0762-8 C3077　　　　あづま堂印刷／愛千製本所
© 小関正道・吉川秀樹ほか，2012, 2016, 2021, 2024.　Printed in Japan.
（定価はカバーに表示してあります）

本書の複製権・翻訳権・上映権・公衆送信権等は株式会社建帛社が保有します。
JCOPY 〈出版者著作権管理機構　委託出版物〉
本書の無断複製は著作権法上での例外を除き禁じられています。複製される
場合は，そのつど事前に，出版者著作権管理機構（TEL 03-5244-5088, FAX
03-5244-5089, e-mail : info@jcopy.or.jp）の許諾を得てください。